陈镜合教授临证传承经验集

主编　林永杰
副主编　刘诗怡　邱文威

广东高等教育出版社
Guangdong Higher Education Press
·广州·

图书在版编目（CIP）数据

陈镜合教授临证传承经验集/林永杰主编．—广州：广东高等教育出版社，2023.11

ISBN 978－7－5361－7197－8

Ⅰ．①陈…　Ⅱ．①林…　Ⅲ．①中医临床－经验－中国－现代　Ⅳ．①R249.7

中国国家版本馆 CIP 数据核字（2023）第 197867 号

CHEN JINGHE JIAOSHOU LINZHENG CHUANCHENG JINGYAN JI

出版发行	广东高等教育出版社 地址：广州市天河区林和西横路 邮政编码：510500　电话：（020）87554153 http://www.gdgjs.com.cn
开　　本	787 毫米×1092 毫米　1/16
印　　张	14.75
插　　页	2
字　　数	253 千
版　　次	2023 年 11 月第 1 版
印　　次	2023 年 11 月第 1 次印刷

陈镜合教授简介

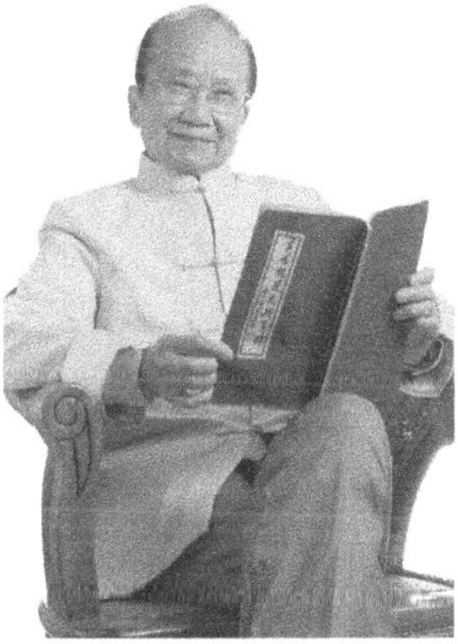

陈镜合，1937 年生，籍贯广东广州。1958 年进入广州中医学院（现广州中医药大学）学习，1964 年毕业从医至今。在半个多世纪之久的从医生涯中，陈镜合教授历经考验，师从多位名医，从刚毕业的年轻中医生成长为今天享誉中外的中医大师。1991 年 12 月被评聘为广州中医药大学教授、主任医师；1998 年 12 月被聘为首席教授、博士研究生导师、大学首个博士后科研流动站合作导师；国家级重点学科中医内科学及心血管研究方向学术带头人；国家中医药管理局、全国中医急症诊疗中心主任；中华中医药学会、内科学会常委，广东省中医药学会终身理事，广东省内科专业委员会主任委员；第三批、第六批“全国老中医药专家学术经验继承工作指导老师”；国家中医药管理局、财政部授予“2011 年全国名老中医传承工作室建设项目”专家称号。

序

祖国医学，博大精深；岭南区域，人杰地灵；杏林丛中，名家辈出。国医大师邓铁涛生前曰："岭南医学最能啃硬骨头，也敢碰硬骨头！"广州中医药大学第一附属医院陈镜合教授是现代中医急症的先锋！在 20 世纪，我国很多中医院根本没有开设急诊科，即使有急诊科，也处于白天开门、晚上关门的状态。陈镜合教授作为中医急诊的领头人，闯出了一条血路来！当年广州中医药大学第一附属医院急诊 24 小时全天开放，办出了中医特色，受到当时国家中医药管理局表彰，也办了许多期国家级急诊学习班，出版了多部中医急诊专著，为中医急诊的发展做出了贡献。岭南当代名医陈镜合教授是广州中医药大学首席教授、国家级名老中医、博士生导师，从事中医药事业的医、教、研工作 60 余载，曾担任大内科主任兼急诊科主任，治学严谨，中西汇通，学术思想独特；诲人不倦，扶掖后学，桃李满天下；德艺双馨，有口皆碑；特别是中西医并用，屡起沉疴，乃当代杏林名家。

习近平总书记指出："中医药学是中国古代科学的瑰宝，也是打开中华文明宝库的钥匙。"作为当代中医人，要传承好这把金钥匙，传承精华，守正创新，继承名老中医药专家学术思想和临床诊疗经验，总结中医优势病种的临床诊治规律。总结医案对于名老中医学术思想与经验传承具有十分重要的价值，因为医案是中医从事医疗活动的真实记录，可以详细记录名老中医诊疗的过程，对诱掖后进，培养中医辨证论治思想具有重要启发作用。林永杰医师为陈镜合教授的国家级传承弟子，随师临证学习 10 余年，勤于笔耕，对陈镜合教授临证经验进行了系统梳理与总结，《陈镜合教授临证传承经验集》汇集了陈镜合教授凝练的"现代中医"学术思想及临床经验，同时，林永杰医师善于把陈镜合教授的学术思想及经验应用到临床工作中，把陈老的学术思想与经验发扬光大，这也是年轻中医成长的方法和路径，值得学习。

10 多年来，在医院创新强院的方针指引下，得到老一辈专家们的亲切指导和培育，大内科青年医师茁壮成长，一批青年精英人才脱颖而出，促进了学科和专科的快速健康发展。受林永杰医师之邀请，为《陈镜合教授临证传承经验集》一书写序，欣然应允，故为序。

吴伟　二级教授，广东省名中医
博士生导师，博士后流动站合作教授
广东省高校教学名师，特支教学名师
广州中医药大学第一附属医院大内科主任
国医大师邓铁涛教授主要学术继承人
2023 年 10 月 19 日

自 序

陈镜合教授为全国名老中医药专家，广东省名中医，广州中医药大学首席教授，退休后返聘，一直坚持临床一线工作。陈镜合教授从2010年开始，每周三早上到我科病房进行临床查房工作，指导疑难杂症及危重病的诊疗工作，10多年来，风雨不改。本人有幸从那时开始跟随陈镜合教授学习。2018年，我成为第六批全国老中医药专家学术经验继承人，师承陈镜合教授，感谢国家中医药管理局、广东省中医药局提供了一个这么好的学习平台，同时更感谢陈镜合教授的言传身教，悉心栽培。

在跟随陈镜合教授学习的过程中，我遇到不懂、疑惑的问题便及时向老师提出，老师总是能耐心地进行指导，并将自己大半生的临床经验毫无保留地传授给我。为了更好地学习、传承老中医的学术思想及临证经验，本人把这几年师承学习的一些心得体会汇编成《陈镜合教授临证传承经验集》，全书分四部分，第一、二部分是把陈镜合教授临证上常用的一些方剂以医案的形式进行归纳总结，体现出陈镜合教授提出的“现代中医”的临床实践理念；第三部分是在陈镜合教授的学术思想及临证经验的指导下，结合自己在临床实践中常见的内科疾病的有效医案及心得体会，分享中医药治疗常见疾病的一些方法及观点，以实现中医临床经验的继承及创新；第四部分是陈镜合教授的学术思想及临证经验的总结。

本书的出版，在总结陈镜合教授名老中医专家经验的同时，也为中医药的传承与创新贡献一份力量。因时间仓促，书中不足之处，还希同行指正。

林永杰

2023年2月1日

目录

时方医案

越鞠丸 / 3
柴胡疏肝散 / 5
六味地黄丸 / 9
三子养亲汤 / 12
藿香正气散 / 15
八珍汤 / 17
归脾汤 / 19
止嗽散 / 24
补中益气汤 / 27
逍遥散 / 33
补阳还五汤 / 35
温胆汤 / 39
温脾汤 / 41

身痛逐瘀汤 / 43
五皮饮 / 45
一贯煎 / 47
六君子汤 / 49
四磨汤 / 51
桑菊饮 / 52
荆防四物汤 / 54
龙胆泻肝汤 / 56
四妙丸 / 60
二陈汤 / 64
牵正散 / 66

经方医案

小柴胡汤 / 71
炙甘草汤 / 79
吴茱萸汤 / 81
苓桂术甘汤 / 88
五苓散 / 92
真武汤 / 96
理中汤 / 98
麻杏甘石汤 / 104
小青龙汤 / 106
酸枣仁汤 / 108
射干麻黄汤 / 110
苓甘五味姜辛汤 / 113
黄芪桂枝五物汤 / 115

瓜蒌薤白半夏汤 / 120
肾气丸 / 122

传承医案

咳嗽 / 127
胃痛 / 129
消渴 / 132
感冒 / 133
不寐 / 137
腰痛 / 142
眩晕 / 147
头痛 / 151
喘病 / 154
胁痛 / 158
呕吐 / 161
水肿 / 164
泄泻 / 168
中风 / 171
腹痛 / 174
胸痹心痛病 / 177

临床医话

刍议现代中医 陈镜合 / 183
现代中医之路 陈镜合 / 188
现代中医内科急症临床思维 陈镜合 / 193

陈镜合教授学术思想与内科杂病临证　林永杰　/　198
陈镜合教授治疗脾胃疾病经验撷要　林永杰　/　203
陈镜合教授“现代中医”思想在临床教学中的运用　林永杰　/　210
陈镜合教授“治未病”思想　林永杰　/　214
陈镜合教授经验方　陈镜合　林永杰　/　217

时方医案

越鞠丸

越鞠丸，出自元代医家朱丹溪的《丹溪心法》，具有行气解郁的功效。主治气郁所致的胸膈痞闷、脘腹胀痛、嗳气吞酸、恶心呕吐、饮食不消等症。原文云："越鞠丸：解诸郁。又名芎术丸。苍术、香附、抚芎、神曲、栀子，各等分。上为末，水丸如绿豆大。"原书未著用法用量，现在习惯把配方做成水蜜丸，每次服6～9 g，用温开水送服，亦可按原方比例做汤剂煎服。越鞠丸由五味药组成，是治疗"六郁"的一首有名方剂，以治疗气郁为主。在教科书里，行气方剂中第一首方剂就是越鞠丸。

七情所伤，气郁为先。所谓气郁，通常是指肝气郁结。肝主疏泄，以气为用，气之疏泄，则可使周身之气机、脏腑之功能活动条达畅顺。若肝气郁结，疏泄失司，木郁所致诸脏之气皆不得畅达。《丹溪心法·六郁》云："气血冲和，万病不生，一有怫郁，诸病生焉。故人身诸病，多生于郁"。人体的各种生理活动，以气为动力，能推动脏腑气化，输布津液，宣畅血脉，消化水谷。若情志过极，忧思郁怒，阻碍气机，肝气郁结，疏泄失常，气机郁滞，气郁由是而成。

陈镜合教授根据多年的临床实践经验发现许多慢性病患者常常存在"气郁"现象，如神经官能症、睡眠障碍、焦虑症、抑郁症等。"郁"固然是发病之关键所在，但冠心病、高血压、中风病、胃肠病等病患者的病情亦常因情志失调、情绪波动而变化，故陈镜合教授提出要"重视气郁"的诊治观点。他指出，肝气郁结临床表现有两大类：一是肝气郁于本经；二是肝气郁结，病及它脏，如肝郁乘脾、肝气犯胃等，气郁及血可形成血郁，气郁日久化火则形成火郁，还可以导致心气郁滞、脾气郁滞、肾气郁滞、肺气失宣等脏腑气机郁滞。治疗应"治病求本，调气为先"，陈镜合教授根据气郁理论创立"开心方"（以越鞠丸合失笑散加西洋参、红花等组成），该方集气、血、痰、热、湿、食同调，兼以扶正，不仅对郁证、神经官能症的临床疗效显著，用该方协同治疗冠心病、高血压等亦屡获良效。

医案赏识

患者姓名：郑××　　**性别**：女　　**年龄**：56岁　　**就诊日期**：2018－03－29

主诉：反复胸闷痛4月余。

现病史：患者4个多月前出现胸闷痛，常发作于夜间，持续约2分钟，偶有心悸、头晕，嗳气，无气喘，无端坐呼吸，无放射痛，无头痛、反酸呕吐等不适，遂至广州中医药大学第一附属医院门诊就诊。

既往史：有高血压病史；全子宫切除术后病史（具体诊治不详）。

过敏史：否认药物及食物过敏史。

体格检查（与疾病相关阳性体征内容）：血压为145/83 mmHg，心率为72次/分，心肺腹查体未见明显异常，双下肢无水肿。

中医四诊：患者神清，精神一般，近期情绪不佳，胸闷痛，常发作于夜间，持续约2分钟，偶心悸、头晕，嗳气，胃纳一般，睡眠差、易醒，二便调。

舌象：舌淡胖，苔白腻。　　**脉象**：脉弦滑。

辅助检查：

（1）心脏彩超：彩超射血分数为67%，主动脉根部稍宽，左房、左室稍大，主动脉瓣、二尖瓣、三尖瓣关闭不全（轻微），左室收缩功能正常，检查期间出现早搏。

（2）体检八项：总胆固醇为6.13 mmol/L。

中医诊断：胸痹心痛病。　　**证候诊断**：气郁血瘀证。

西医诊断：①胸闷痛查因疑为冠心病、胃炎。②高血压。③高脂血症。

治法：理气解郁，活血化瘀。

处方：越鞠丸合失笑散加减。香附15 g，川芎10 g，苍术10 g，神曲10 g，党参15 g，法半夏10 g，陈皮10 g，五灵脂10 g，蒲黄10 g。共7剂，每日1剂，水煎至200 mL，温服。

心得体会：

人以气为本，气和则病无从生，若喜怒无常，忧思过度，或饮食失节，寒温不适等均可引起气机郁滞。患者情绪不佳，肝气郁结，气机不畅，则心悸、胸闷痛；肝郁乘脾，运化失司，脾不胜湿，聚液成痰，上蒙清窍则见头晕。舌淡胖，苔白腻，脉弦滑亦符合病机特点。

方中香附行气开郁，疏肝理气；川芎为血中之气药，能活血行气、祛风止痛，配合香附有气血同治、活血行气之效；苍术燥湿健脾，加入党参、陈皮、法半夏以益气除痰，使运化输布通畅，气血得以输布全身；神曲消食和胃；五灵脂性温味甘，入肝经血分，善于通利血脉，散瘀止痛，蒲黄性平味甘，行血消瘀，二者相须为用，以化瘀散结止痛。诸药合用，切中病机，能缓解患者的症状。

遣方中合用失笑散，是陈镜合教授对于胸痹心痛的患者，考虑除气郁外，亦与血瘀密切相关，故常在配方中加入此方。失笑散出自《太平惠民和剂局方》，由五灵脂和蒲黄组成。其中，五灵脂性温味甘，主入血分，其功专于破血行血，故凡瘀血停滞作痛，在所必用；蒲黄性平味甘，亦入血分，以其清香之气，兼行气分，故能导瘀结而治气血凝滞之痛，二药相须为用，活血化瘀、散结止痛之功相得益彰。失笑散与越鞠丸合用，是陈镜合教授治疗气郁血瘀所致胸痹心痛病的经典组方，疗效显著。

柴胡疏肝散

柴胡疏肝散，出自明代医家张景岳的《景岳全书》，为理气的方剂，具有疏肝行气、活血止痛之功效。主治肝气郁滞证。症见胁肋疼痛，胸闷不舒，善太息，情志抑郁易怒，或嗳气，脘腹胀满，脉弦等。方中以柴胡疏肝行气解郁为君药；香附理气疏肝而解郁，川芎活血行气以止痛，二药相合，以助柴胡疏肝经之郁滞，并增行气活血止痛之效，共为臣药；陈皮、枳壳理气行滞，芍药、甘草养血柔肝，缓急止痛，均为佐药；甘草调和诸药，为使药。诸药相合，共奏疏肝行气、活血止痛之功。此方为四逆散加陈皮、香附、川芎组成。

本方组方是遵《黄帝内经》“木郁达之”之旨，属疏肝理气之法。本方临床常用于治疗慢性肝炎、慢性胃炎、肋间神经痛等属肝郁气滞的患者。陈镜合教授认为，柴胡疏肝散是疏肝理气常用的方剂之一，对于郁证属肝郁气滞者最常用，但是方中的柴胡容易劫肝阴，且陈皮、香附、川芎等行气药容易耗损阴液，故对于阴血不足、肝火旺盛的患者要慎用，或注意这些药物的用量，或使用此方时，加入生地黄、麦冬等养阴润燥的中药，以防燥性太过。

医案赏识 1

患者姓名：方×× **性别：**男 **年龄：**47岁 **就诊日期：**2018-06-21

主诉：上腹部疼痛伴头晕1天。

现病史：患者1天前因情绪不畅出现上腹部灼痛，呈间歇性发作，伴头晕乏力，偶有恶心干呕，胸闷心慌，无恶寒发热、头痛、胸痛，无腹胀腹泻等不适，遂至广州中医药大学第一附属医院门诊就诊。

既往史：既往有慢性浅表性胃炎、十二指肠球部炎症、结肠息肉切除术后病史。

过敏史：否认药物及食物过敏史。

体格检查（与疾病相关阳性体征内容）：上腹部轻度压痛、无反跳痛，心肺查体未见明显异常，四肢肌力、肌张力正常。

中医四诊：患者神志清，精神一般，情绪焦虑，上腹部疼痛，呈烧灼样，间歇性发作，常见于饥饿时，偶嗳气反酸、恶心干呕、胸闷心慌，伴头晕乏力、耳鸣，眠可，小便调，大便多不成形。腹软，胃脘部轻压痛、无反跳痛。

舌象：舌淡红，苔黄腻。 **脉象：**脉弦滑。

辅助检查：

（1）胃镜：①慢性浅表性胃炎。②十二指肠球部炎症。

（2）肠镜：结肠息肉（切除术后）。

（3）颅脑MR+MRA、颈椎MR：①考虑右侧放射冠区陈旧性腔隙性脑梗死灶，脑白质多发脱髓鞘灶；轻度脑动脉硬化。②颈椎及椎间盘退行性变，C3/4、C5/6、C6/7椎间盘中央突出，C3/4、C6/7平面椎管轻度狭窄。

中医诊断：胃脘痛病。 **证候诊断：**肝郁脾虚证。

西医诊断：①慢性浅表性胃炎。②十二指肠球部炎症。③结肠息肉切除术后。④陈旧性腔隙性脑梗死。⑤颈椎间盘突出。⑥轻度脑动脉硬化。

治法：疏肝理气止痛，益气健脾和胃。

处方：柴胡疏肝散合乌贝散加减。柴胡 10 g，枳壳 10 g，陈皮 10 g，白芍 10 g，香附 15 g，川芎 10 g，川楝子 10 g，甘草 6 g，乌贼骨 15 g，浙贝母 10 g，茯苓 30 g，五指毛桃 30 g。共 7 剂，每日 1 剂，水煎至 200 mL，温服。

复诊：一周后复诊，症状好转，守方治疗两周。

心得体会：

患者病因比较明确，因情绪不遂出现胃脘部疼痛。肝主疏泄，性喜条达。若情志不舒，则致肝气郁结而不得疏泄，木失条达，横逆犯胃则见上腹部疼痛、胸闷；肝失疏泄，气机不利，则情绪焦虑，善嗳气；肝属木，脾属土，肝气郁结，疏泄失职，脾失运化（木乘土），故可见大便不成形；脾气虚弱，不能运化水谷，上荣头目，故头晕、乏力；柴胡疏肝散中诸药相合，有疏肝行气、活血止痛之功；此外，加用岭南中草药五指毛桃，健脾行气利湿以实脾土，不易被肝木所克。

组方中合用了乌贝散，此散有制酸止痛、加强止痛之效，由乌贼骨（即海螵蛸）与浙贝母组成，具有消痰散结、制酸止血的作用。凡消化不良、胃炎、胃溃疡之胃酸过多，症见烧心或泛酸，或嘈杂，不论寒热均可用之。实验证明，乌贝散有明显的吸附胃蛋白酶和中和胃酸的作用，因而能够保护溃疡面。此组方简单，适用于胃脘痛伴嗳气反酸者。陈镜合教授在治疗胃痛患者时常配合此方使用，效果较好。

医案赏识 2

患者姓名：陈 × ×　　**性别**：男　　**年龄**：52 岁　　**就诊日期**：2018－06－13

主诉：胸闷 1 月余。

现病史：患者 1 个多月前因情绪波动出现胸闷，呈憋闷感，无胸痛气促，情绪稳定时可缓解，与体力活动关系不大，无恶寒发热，无头晕头痛，无咳嗽咯痰，腹胀，无腹痛腹泻等不适，现为进一步治疗，遂至广州中医药大学第一附属医院门诊就诊。

既往史：否认高血压、冠心病、糖尿病病史。

过敏史：否认药物及食物过敏史。

体格检查（与疾病相关阳性体征内容）：血压为 140/85 mmHg，心率为 97 次/分，双肺呼吸音清，未闻及明显干湿性啰音，心律齐，各瓣膜听诊区未闻及明显杂音，腹软，全腹无压痛、反跳痛，肠鸣音正常。

中医四诊：患者神清，精神一般，胸闷，呈憋闷感，情绪波动时明显，无胸痛气促，情绪稳定时可缓解，与体力活动关系不大，无恶寒发热，无头晕头痛，无咳嗽咯痰，腹胀，无腹痛腹泻等不适，纳一般，眠差，多梦，小便可，大便3次/天，每次量少。

舌象：舌红，苔白。　　**脉象**：脉弦滑。

中医诊断：胸痹心痛病。　　**证候诊断**：肝脾郁滞证。

西医诊断：胸闷查因疑为高血压、冠心病、心脏神经症。

治法：疏肝理脾，宽胸解郁。

处方：柴胡疏肝散合枳实薤白瓜蒌汤加减。柴胡10 g，白芍10 g，枳壳10 g，川芎10 g，陈皮10 g，薤白15 g，瓜蒌仁15 g，厚朴10 g，白术10 g，素馨花10 g，甘草5 g，田七末6 g（冲服）。共7剂，每日1剂，水煎至200 mL，温服。

复诊：一周后复诊，症状有所好转，建议完善动态心电图、心脏彩超、冠状动脉CT等检查，以排除心脏器质性病变，患者以症状好转为由拒绝检查，要求中药治疗，守方再进7剂。

心得体会：

本例以情绪波动引起的胸闷，四诊合参，是因肝气郁结所致。肝主疏泄，性喜条达。患者情志不遂，木失条达，则致肝气郁结，经气不利，故见胸闷；肝属木，脾属土（木乘土），肝气郁结，疏泄失职，脾失运化，痰浊内阻，故可见腹胀、大便次数多，但每次量少；舌脉为之佐证。

组方中以柴胡疏肝散合枳实薤白瓜蒌汤加减，柴胡能疏肝理气升阳解郁，素馨花行气舒肝解郁，二者合用，有加强疏肝理气止痛之效；白芍柔肝扶脾；川芎、田七行气活血；枳实有破气消积、化痰散痞之效，攻伐动力之强，易加重耗气，遂改枳壳行气理气以解肝脾郁滞所致的胸闷；薤白通阳散结、行气导滞，配合枳壳加强行气理气之效；瓜蒌仁、厚朴下气开胸涤痰。诸药合用，能起到疏肝理脾、宽胸解郁的作用。

临证上使用柴胡疏肝散治疗肝郁气滞的胸闷患者，陈镜合教授常会加入素馨花，此药味微苦，性平，归肝经。有疏肝解郁、行气安神之功。在《岭南采药录》里记载：素馨花能解心气郁痛，止下痢腹痛。用于肝气郁滞，胸脘胁肋疼痛之症。

六味地黄丸

六味地黄丸，原名地黄丸，出自宋代著名儿科医学家钱乙的《小儿药证直诀》，由熟地黄、淮山药、山萸肉、茯苓、牡丹皮、泽泻组成。即所谓的“三补”和“三泻”的药物，具有滋补肝肾作用。主治肝肾阴虚之证，症见腰膝酸软、头晕目眩、耳聋耳鸣、盗汗遗精等。从药物的组成来看，六味地黄丸是采取“壮水之主，以制阳光”的方法，通过补阴液来降虚火。由六味地黄丸演变出不少方子，常用的有杞菊地黄丸、知柏地黄丸、麦味地黄丸、七味都气丸等。

六味地黄丸是补肾阴的基本方，是著名的方剂。六味地黄丸虽然出自宋代的医学著作，但此方是从张仲景《金匮要略》的肾气丸中减去附子、肉桂而成的。应用此方加减，临床应用非常广泛。

杞菊地黄丸是由肾阴虚连累到肝阴虚，出现肝肾阴虚的症状。医家常言道，肝开窍开目，肾精亦上注于目。主要症状为眼睛干涩、视物模糊、眼睛发胀等，治疗以补肝阴、清肝热为主，故在六味地黄丸的基础上加入枸杞子、菊花，起到滋肾养肝之效。

知柏地黄丸是在六味地黄丸的基础上加入知母、黄柏，主要是治疗阴虚火旺之证，起到苦寒泻火的作用，具有滋阴降火的功效。适用于阴虚火旺所致的骨蒸劳热、遗精、盗汗、咽喉肿痛等症。

麦味地黄丸是在六味地黄丸的基础上加入麦冬、五味子，有滋肾养肺的功效，用于肺肾阴亏、潮热盗汗、眩晕耳鸣、腰膝酸软等症状及治疗老年慢性支气管炎、支气管哮喘、肺结核、顽固性失眠症、早期食道癌等疾病。

七味都气丸是在六味地黄丸的基础上加入五味子，治疗肾阴虚有虚火，同时气上逆产生的虚喘，五味子起到固肾纳气的作用。用于肾不纳气所致的喘促、胸闷、久咳、气短、咽干、遗精、盗汗、小便频数等症状。

陈镜合教授认为，六味地黄丸为滋补肾阴的基础方，临证上加减得当、辨证施用屡收奇效。岭南之地，气候湿热，使用此方做中药汤剂时，可将熟地黄改为生地黄，或生地黄、熟地黄合用。用本方时要考虑患者脾胃的情况，若脾胃功能运化较好，熟地黄、山萸肉用量可以大一些；若脾胃不健，运化无力，用量宜少，或加用陈皮、砂仁等行气化滞之药。此外，本方作为补益方剂，对老年人的健康保健有较大好处，有延年益寿、延缓衰老的效果。

医案赏识 1

患者姓名：李×× **性别**：男 **年龄**：53岁 **就诊日期**：2018-08-05

主诉：头晕1月余。

现病史：患者1个月前出现头晕，呈头蒙昏沉感，伴双眼胀痛，偶腰背酸软，无头痛，无恶心呕吐，无天旋地转感，无视物模糊，无耳鸣，无意识障碍，无肢体乏力，无口眼歪斜等不适，遂至广州中医药大学第一附属医院门诊就诊。

既往史：有高血压病史，自诉平素血压控制平稳。

过敏史：否认药物及食物过敏史。

体格检查（与疾病相关阳性体征内容）：血压为167/113 mmHg，心率为81次/分，心肺腹查体未见明显异常。病理征阴性。

中医四诊：患者神清，精神一般，头晕，呈头蒙昏沉感，伴双眼胀痛，偶腰背酸软，纳眠一般，二便调。

舌象：舌暗红，苔黄。 **脉象**：脉沉细。

辅助检查：

（1）生化：血尿酸550 μmol/L，总胆固醇6.1 mmol/L，甘油三酯2.01 mmol/L，低密度脂蛋白胆固醇3.87 mmol/L。

（2）彩超：脂肪肝。

中医诊断：眩晕病。 **证候诊断**：肝肾阴虚证。

西医诊断：①高血压病3级（极高危）。②高脂血症。③高尿酸血症。

治法：滋补肝肾。

处方：杞菊地黄丸加减。枸杞子15 g，菊花15 g，熟地黄15 g，淮山药15 g，山萸肉15 g，牡丹皮10 g，泽泻15 g，茯苓10 g，桑葚子30 g，田七末3 g（冲服）。共7剂，每日1剂，水煎至200 mL，温服。

心得体会：

肝主疏泄，肾主封藏，肝气疏泄正常，可促使肾气封藏有度。而肝气由肝血所化所养，肾气由肾精所化，当肝阴充足，则下藏于肾，肾阴旺盛，则上滋肝木，故有“肝肾同源”之说。肝阴虚可下及肾阴，使肾阴不足，肾阴虚不能上滋肝木，致肝阴亦虚，故患者肝肾阴虚，出现眩晕、双眼胀痛、腰背酸软等症状。杞菊地黄丸符合患者的病因病机，此方是在六味地黄丸“三补三泻”的基础上加用枸杞子、菊花，加强了滋肾养肝、清肝明目的作用。

遣方中，陈镜合教授用到一味中药桑葚子。桑树一身宝，桑枝、桑叶、桑葚子都可以入中药，三药效佳价廉，陈镜合教授对这三味药均喜欢用，在很多处方中均可看到。本方中桑葚子性寒味甘，归肝、肾经，有滋阴补血、明目生津、祛燥润肠之效。可以治疗久病体虚、肝肾阴亏、腰膝酸软、目暗耳鸣、关节不利、肠燥便秘、津亏血少、潮热遗精等。桑葚子可以入药，又可当水果吃，是药食两用之品。桑葚子有紫黑、白与红三种，紫黑色桑葚子有滋肝养肾之效，白桑葚子偏于润肺养肺。

医案赏识 2

患者姓名：李×× 性别：女 年龄：38 岁 就诊日期：2018－03－08

主诉：反复咽部疼痛 1 年余。

现病史：患者 1 年前出现咽部疼痛，呈隐痛，自觉有异物感，口干，声音嘶哑，偶有干咳，少痰，无吞咽困难，无恶寒发热，无嗳气反酸，无恶心呕吐，无腹痛腹泻等不适，多次到外院治疗，上述症状反复。现为进一步治疗，遂至广州中医药大学第一附属医院门诊就诊。

既往史：否认相关病史。

过敏史：否认药物及食物过敏史。

体格检查（与疾病相关阳性体征内容）：咽部充血（＋），扁桃体未见肿大，甲状腺未触及明显肿大，心肺及腹部查体未见明显异常。

中医四诊：患者神清，精神一般，咽部疼痛，呈隐痛，自觉有异物感，口干，声音嘶哑，偶有干咳，少痰，纳一般，眠差易醒，小便可，大便秘结，质干。月经规律，有血块。

舌象：舌暗，苔黄。 脉象：脉细。

辅助检查：无。

中医诊断：喉痹病。　　**证候诊断**：肺肾阴虚证。

西医诊断：慢性咽炎。

治法：滋阴降火，润燥利咽。

处方：知柏地黄丸合桔梗汤加减。知母 10 g，黄柏 10 g，熟地黄 15 g，山萸肉 10 g，淮山药 15 g，牡丹皮 10 g，茯苓 15 g，泽泻 15 g，桔梗 30 g，甘草 10 g，土牛膝 30 g。共 7 剂，每日 1 剂，水煎至 200 mL，温服。

心得体会：

肺主肃降，通调水道，使水液下归于肾；肾主水液，经肾阳的蒸化，使清中之清，上归于肺。而患者久病耗伤肺肾阴津，肺不能正常肃降，加之肾阴亏损，津液不能上承于咽喉，使咽喉隐痛、口干、声音嘶哑等症状出现；虚火炼津成痰，燥痰粘于咽喉，则干咳、少痰；虚火扰心则失眠易醒；阴液不足则大便干燥。

方中以熟地黄滋阴补血，补益肾精，山萸肉补益肝肾，二者合用补肾中之阴血；淮山药生津益肺健脾，配合熟地黄、山萸肉，使得肾中阴血，通过肾主水、脾主运化、肺以通调水道，让津液得以上承荣养咽喉；茯苓健脾渗湿宁心，以助脾之运化，调节精液输布；泽泻清热利湿，能去肾中虚火使真火得存，蒸化水谷精微上归于肺；知母、黄柏性苦润，润能滋阴，苦能泻火，配合牡丹皮、土牛膝清热凉血化瘀，同除水中之火。遣方用药中配合桔梗汤，此方中桔梗功善利咽止咳，宣肺化痰，并能载药上行；甘草生用能清热解毒，且能利咽。知柏地黄丸合桔梗汤正好切中患者病机。

陈镜合教授的处方中用到一味土牛膝，此药味苦、酸，性平，归肺、肝经，有清热解毒、活血散瘀、利水通淋之功效。既引火下行，又能解毒利咽，陈镜合教授用药时配伍此药治疗，恰到好处。

三子养亲汤

三子养亲汤，出自明代医家韩懋的《韩氏医通》，具有降气畅膈、化痰消食之效。主治痰壅气逆、咳嗽气喘、痰多胸痞、食少难消、舌苔白腻、脉滑等症。本方由紫苏子、白芥子、莱菔子三味药组成，紫苏子能降气行痰，走肺经以开上焦之痹；白芥子畅膈行痰，走膜膎以通三焦之壅；莱菔子消食行痰，走脾胃以消中焦之滞，三味药均有理气之功，行痰之力，三药合用，有祛痰降逆、行气消食的功效。

本方为什么称为“养亲汤”？因为此方主要针对老年人，年老脾胃渐虚，运化力弱，消化功能不好，饮食不化精微而生痰浊，导致痰壅气滞，咳嗽气喘。本方由三味药物组成，常服能使老人保养安康，所以命名为“三子养亲”。作为治疗痰的方子，不论是否热痰，只要是体内有痰不容易出来的，就可以配合此方加减来治疗。

医案赏识

患者姓名：谌××　　**性别：**女　　**年龄：**68岁　　**就诊日期：**2018-10-11

主诉：反复咳嗽咯痰3月余。

现病史：（家属代诉）患者3个月前因“神志不清1小时”至当地医院就诊，诊断为“急性脑梗死”，住院期间病情加重，因咳嗽咯痰，痰多难咯导致呼吸衰竭，行气管切开辅助通气，经过积极治疗后好转“带管”出院。此后反复咳嗽咯痰，痰白质稠量多，伴气喘，偶头晕，无恶寒发热，无胸闷胸痛，无腹痛腹泻，无双下肢水肿等不适，现为进一步治疗，遂至广州中医药大学第一附属医院门诊就诊。

既往史：有脑梗死、高血压病史。

过敏史：否认药物及食物过敏史。

休格检查（与疾病相关阳性体征内容）：血压为115/85 mmHg，心率为86次/分。不能行走，口角歪斜，言语不清，双肺可闻及湿性啰音，心腹部查体未见明显异常。

中医四诊：患者神清，精神疲倦，面色苍白，不能行走，口角歪斜，言语不清，咳嗽咯痰，痰白质稠量多，伴气喘，偶头晕，留置气管插管。胃纳差，眠一般，二便调。

舌象：舌淡，苔白。　　**脉象：**脉弦细。

辅助检查：暂无。

中医诊断：咳嗽病。　　**证候诊断：**痰湿蕴肺证。

西医诊断：①肺部感染。②脑梗死恢复期。③高血压病3级（极高危）。

治法：燥湿化痰，平喘止咳。

处方：三子养亲汤合陈夏六君子汤加减。紫苏子 10 g，白芥子 6 g，莱菔子 10 g，陈皮 10 g，法半夏 10 g，党参 15 g，白术 10 g，茯苓 10 g，覆盆子 15 g，破故纸 15 g，甘草 5 g。共 7 剂，每日 1 剂，水煎至 200 mL，温服。

复诊：因患者行动不便，一周后家属过来复诊，咳嗽、痰多症状有所缓解，描述症状及看舌象图片开药，守方再进 7 剂。

心得体会：

肺主气，司呼吸，上连气道、喉咙，开窍于鼻，外合皮毛，内为五脏华盖，其气贯百脉而通它脏，不耐寒热；脾喜燥恶湿，脾失运化而易生湿、湿郁成痰。患者久病体虚，脾失健运，水谷精微不归正化，故见面色苍白、头晕、疲倦；精微不能上输养肺，反而聚为痰浊，上渍于肺，壅遏肺气，上逆为咳，故咳嗽咯痰，即"脾为生痰之源，肺为贮痰之器"；甚者病延及肾，肾不纳气，故见气喘。

三子养亲汤中白芥子温肺化痰；紫苏子降气化痰，止咳平喘；莱菔子下气祛痰。配合陈夏六君子汤，陈皮味辛性温，顺气宽膈、理气化痰；法半夏味辛性温，燥湿化痰；四君子汤中以党参甘温，补益脾肺；白术味苦性温，健脾燥湿、扶助运化，加强祛湿化痰之效；茯苓味甘淡，配白术以健脾渗湿化痰；甘草味甘性温，益气补中。

三子养亲汤合陈夏六君子汤为陈镜合教授临证中治疗痰湿蕴肺的咳喘病症的经典组合处方，疗效很好。此患者的处方中还加入了覆盆子、破故纸（又名补骨脂）两味药，为什么遣方中加入了覆盆子、破故纸呢？细品《黄帝内经》中云："五脏皆令人咳，非独肺也。"对于年老体弱、咳喘痰多的患者，陈镜合教授常从肺、脾、肾三脏论治，覆盆子、破故纸这两味药起到补益肾精、纳气止咳平喘之效，标本兼治。

藿香正气散

藿香正气散出自宋代的《太平惠民和剂局方》，书中描述此散主治："伤寒头痛，憎寒壮热，上喘咳嗽，五劳七伤，八般风痰，五般膈气，心腹冷痛，反胃呕恶，气泻霍乱，脏腑虚鸣，山岚障疟，遍身虚肿，妇人产前产后，血气刺痛，小儿疳伤"。从《太平惠民和剂局方》的描述来看，本散具有解表化湿、理气和中之效，治疗外感风寒、内伤湿滞之证。症见发热恶寒，头痛，胸膈满闷，脘腹疼痛，恶心呕吐，肠鸣泄泻，以及山岚瘴气等。方中藿香为君，既以其辛温之性而解在表之风寒，又取其芳香之气而化在里之湿浊，且可辟秽和中而止呕，为治霍乱吐泻之要药。紫苏、白芷辛温发散，助藿香外散风寒，紫苏可以醒脾宽中，行气止呕，白芷兼能燥湿化浊；半夏曲、陈皮理气燥湿，和胃降逆止呕；白术、茯苓健脾运湿以止泻，共助藿香内化湿浊而止吐泻；大腹皮、厚朴行气化湿，畅中行滞，且寓气行则湿化之义；桔梗宣肺利膈，既益解表，又助化湿；加生姜、大枣，内调脾胃，外和营卫；甘草调和药性，并协助姜、枣以和中。原书所述的适应证及治疗范围很广，涉及内科、外科、妇科、儿科等，上、中、下三焦的病症均可治疗。

藿香正气散，从古到今，已用千年，深入民心，可谓千古名方，一直为人们居家旅行的必备药品。藿香正气散适应人群与病症之多，临证之时，尤其对夏秋之季感受风寒湿邪、四时感冒夹湿，以湿为主，或者上吐下泻之胃肠型感冒，是特别好用之药。此外，对于临床观察期出现乏力疲倦伴胃肠不适症状的新型冠状病毒感染的患者，也推荐使用藿香正气散（胶囊）作为基础药物来治疗，临床应用之广，可见一斑。

医案赏识

患者姓名：郭×× **性别：**女 **年龄：**26岁 **就诊日期：**2018-07-29

主诉：腹泻5天。

现病史：患者5天前出现腹泻，呈水样便，无特殊气味，5~6次/天，伴呕吐，偶有腹痛，无恶寒发热，无头晕头痛，无胸闷胸痛，无腹胀，无呕血便血等不适，自行服药（具体不详）后呕吐缓解，但仍有腹泻，肢体乏力。现为求进一步治疗，遂至广州中医药大学第一附属医院门诊就诊。

既往史：否认相关病史。

过敏史：否认药物及食物过敏史。

体格检查（与疾病相关阳性体征内容）：心肺查体未见明显异常。腹部无压痛、反跳痛，听诊可闻及肠鸣音活跃。

中医四诊：患者神清，精神疲倦，面色稍白，腹泻，呈水样便，5~6次/天，腹软，无压痛，肢体乏力，纳差，眠一般，小便正常。

舌象：舌淡红，苔白。 **脉象：**脉弦细。

辅助检查：

血分析：白细胞总数11.04×10^9/L，中性粒细胞百分比92.4%。

中医诊断：泄泻病。 **证候诊断：**寒湿困脾证。

西医诊断：急性胃肠炎。

治法：芳香化湿，理气和中。

处方：藿香正气散加减。藿香10 g，紫苏叶10 g，厚朴10 g，陈皮10 g，白芷10 g，法半夏10 g，大腹皮10 g，甘草6 g，苍术10 g，枳壳15 g，神曲10 g，五指毛桃30 g。共5剂，每日1剂，水煎至200 mL，少量多次温服，以不呕吐为度。

心得体会：

泄泻病机特点是脾虚湿盛，而致肠道功能失司。患者发病当值夏季，泄泻高发时间，多因过食生冷之品，寒邪伤中，损伤脾胃，以致运化失职，升降失调，而出现泄泻、呕吐等症状，脾虚湿盛，不能受纳水谷，不能濡养肢体，故肢体乏力。

方中藿香为君，性辛温能散风寒之表证，其芳香之气可化在里之湿浊，并能辟秽和中而止呕；法半夏、陈皮理气燥湿，和胃降逆止呕；苍术健脾运湿以止泻；湿浊中阻，气机不畅，故佐以大腹皮、厚朴、枳壳行气化湿；紫苏叶、白芷辛温发散，助藿香外散风寒；紫苏叶尚可醒脾宽中，行气止呕；白芷兼能燥湿化浊；加用五指毛桃益气化湿；甘草调和药性。

岭南之地，其有独特的气候条件，也有独特的中草药。作为岭南中医，陈镜合教授临证常用到岭南的中草药。方中五指毛桃是岭南一味比较独特的中草药，既可以做食物，也可做药物，此药又名五爪龙、北土芪等，其味甘，性微温，具有益气健脾、祛湿化痰、舒筋活络的作用，用于肺虚痰喘咳嗽，脾胃气虚之肢倦无力、食少腹胀等症。本药益气补虚功同黄芪，却不温不燥，药性温和，补而不峻，尤其适用于虚不受补的患者，且能补气祛湿，为岭南医家常用之药，是岭南中草药中的一味难得佳品。

八珍汤

八珍汤，出自明代医家薛立斋的《正体类要》，具有补益气血的作用。治疗气血两虚证，症见面色苍白或萎黄，头晕眼花，四肢倦怠，懒言气短，心悸怔忡，食欲减退等。本方是四君子汤和四物汤的合方，药方有八味，由人参、白术、茯苓、炙甘草、熟地黄、当归、白芍、川芎组成。

八珍汤可以说是补血的“祖方”，因为后世很多养血的方子都是在这个方子的基础上加味而成的，如果加入黄芪和肉桂两味药，就组成十全大补汤，十全大补汤中减去川芎，加上远志、五味子、陈皮就组成人参养荣汤。

中医认为，血为气之帅，气为血之母。气和血是人赖以生存的物质基础，二者密不可分。如果一个人的先天体质虚弱，或后天劳累过度，或病后调养不当，或失血过多等，均可导致气血两虚，气血亏虚会引发各类疾病。八珍汤正好解决补气与补血的问题，后世以此方演变的新药方比较多，临床上应用广泛。

医案赏识

患者姓名：丘×× **性别：**女 **年龄：**46岁 **就诊日期：**2018-06-21

主诉：头晕3月余。

现病史：患者3个月前因劳累后出现头晕目眩，无头痛，无耳鸣，伴四肢乏力，偶有胸闷心悸，无胸痛气喘，易出汗，无恶寒发热，无口角歪斜等不适，为求治疗，遂至广州中医药大学第一附属医院门诊就诊。

既往史：有地中海贫血病史。

过敏史：否认药物及食物过敏史。

体格检查（与疾病相关阳性体征内容）：面色萎黄，眼睑稍白，心肺腹查体未见明显异常。四肢肌力、肌张力正常，病理征（-）。

中医四诊：患者神清，精神疲倦，面色萎黄，平素畏寒，头晕目眩，四肢乏力，易出汗，偶有胸闷心悸，月经不调，纳一般，睡眠差，二便调。

舌象：舌淡红，苔薄白。 **脉象：**脉细。

辅助检查：

（1）胃镜：慢性浅表性胃炎。

（2）肠镜：混合痔，余无异常。

中医诊断：虚劳病。 **证候诊断：**气血亏虚证。

西医诊断：①头晕查因疑为贫血。②慢性浅表性胃炎。③混合痔。④地中海贫血。

治法：益气补血。

处方：八珍汤加减。当归15 g，川芎10 g，白芍10 g，熟地黄15 g，党参15 g，白术10 g，茯苓10 g，炙甘草6 g，黄芪30 g，夜交藤30 g，鸡血藤30 g。共7剂，每日1剂，水煎至200 mL，温服。

心得体会：

患者体弱，久病失治，加之过度劳累，致心、肝、脾三脏虚损。心主血，肝藏血，心肝血虚，故见头晕眼花，胸闷心悸，月经不调；脾主运化而化生气血，脾气虚，故面色萎黄，四肢乏力。

方中党参与熟地黄相配，益气养血；白术、茯苓健脾渗湿，助党参益气补脾；当归、白芍养血和营，助熟地黄滋养心肝；川芎活血行气，为血中气药，使滋腻之品补而不滞；炙甘草益气和中，调和诸药；加入黄芪有益气生血之功，夜交藤、鸡血藤活血安神，促使气血畅达而助眠。

遣方中，陈镜合教授在八珍汤的基础上加入黄芪。黄芪，亦是陈镜合教授临证常用中药之一。黄芪在临床上的应用历史悠久，在《神农本草经》中便列为上品，原名黄耆，其味甘性温，具有补气升阳、益卫固表、生津养血、利水消肿和托毒生肌等功效，因色黄而又补气之力大，为补药之长，但与人参的补气不同，人参补的是元气，作用迅猛，黄芪补的是肺脾之气，相对温和，功效却不逊色，而且还能固表，所以被称为补气之“圣药”。陈镜合教授临证之中常用15～30 g黄芪，用量过大易致腹胀气滞之症，若大量使用，可配伍陈皮、砂仁等行气之品，实为经验之谈。

归脾汤

归脾汤，出自宋代严用和的《济生方》，具有益气补血、健脾养心的功效。治疗思虑过度，劳伤心脾而致的惊悸盗汗、少食体倦、健忘嗜卧、失眠怔忡、头昏眼花、面色萎黄等，或脾虚不能统血而致的便血，妇人月经不调、崩漏带下等，或心脾作痛，低烧体痛，大便不调等。本方由人参、黄芪、白术、茯苓、远志、酸枣仁、龙眼肉、当归、木香、炙甘草组成。

归脾汤是补气生血的方剂，也是健脾养心的方剂，所治病症不但有血虚，也有气虚。药物从心脾入手，心脾同治，重点在脾，引血归脾，使脾旺则气血生化有源，故名归脾，能使心脾血足而气壮，自能摄血归经而诸症悉除。归脾汤中的木香既入脾又入肝，行气而舒脾，不但能防止补药之滞，且配酸枣仁、远志以调肝而助心。心血足，脾气壮，子母俱健，劳伤心脾之疾自除。

陈镜合教授喜用归脾汤治疗神经衰弱，表现为心脾虚而失眠多梦者，也用于脾胃病或胃肠道出血，中医辨证属于心脾气血两虚证者。

医案赏识 1

患者姓名：冯×× **性别**：女 **年龄**：49 岁 **就诊日期**：2018－12－28

主诉：反复头晕、心悸2月余。

现病史：患者2个月前出现头晕、心悸，自觉发热（体温正常），伴视力模糊，腹胀，无天旋地转感，无恶寒，无头痛、呕吐，无胸闷痛，无腹痛腹泻等不适，遂至广州中医药大学第一附属医院门诊就诊。

既往史：否认相关病史。月经史：已停经3月。

过敏史：否认药物及食物过敏史。

体格检查（与疾病相关阳性体征内容）：血压为130/75 mmHg，心率为72次/分。面色萎黄，心肺腹查体未见明显异常。

中医四诊：患者神清，精神疲倦，面色萎黄，语气低微，诉潮热、头晕、心悸，视力模糊，腹胀，盗汗，纳差，易醒梦多，小便可，大便溏，排便无力。停经3月。

舌象：舌淡，苔白。 **脉象**：脉沉细。

辅助检查：无。

中医诊断：眩晕病。 **证候诊断**：气血亏虚证。

西医诊断：疑为围绝经期综合征。

治法：补益气血，调养心脾。

处方：归脾汤合甘麦大枣汤加减。白术10 g，党参15 g，黄芪15 g，当归15 g，炙甘草5 g，茯苓10 g，远志10 g，木香5 g（后下），酸枣仁15 g，龙眼肉10 g，大枣20 g，生姜10 g，浮小麦30 g，白芍10 g，川芎10 g，砂仁10 g（后下）。共7剂，每日1剂，水煎至200 mL，温服。

心得体会：

围绝经期综合征症状繁多，牵涉心肝脾肾等脏腑，寒热错杂。若单纯补益，容易助热生火，或滋腻碍脾，若疏肝解郁，亦易伤阴耗气。李东垣的《脾胃论》曰："治肝、心、肺、肾，有余不足，或补或泻，惟益脾胃之药为切。"治疗以调补脾胃，培土以涵育五脏六腑，使阴阳气血得以纠正，不失偏颇，选用归脾汤较为适合。方中以党参、黄芪、白术、炙甘草甘温之品补脾益气以生血，使气旺而血生；当归、龙眼肉甘温补血养心；白芍敛阴养血，调理气血阴阳；茯苓、酸枣仁、远志宁心安神；木香辛香而散，理气醒脾，并加砂仁增强理气之效，与大量益气健脾药配伍，复中焦运化之功，又能防大量益气补血药滋腻碍胃，使补而不滞，滋而不腻；浮小麦与甘草、大枣合用，甘润平补，养心调肝；川芎引药上行；生姜、大枣调和脾胃，诸药合用，切中病机。

遣方中合用甘麦大枣汤，这是《金匮要略》的一张名方，迄今两千多年，仍有其临床价值，书中所述“妇人脏燥，悲伤欲哭，象如神灵所作，数欠伸，甘麦大枣汤主之”。该方由浮小麦、甘草、大枣所组成，以浮小麦为君药，取其甘凉之性，养肝补心，除烦安神；甘草味甘性平，补养心气，和中缓急，为臣药；大枣甘温质润，益气和中，润燥缓急，为佐药。三药合用，甘润平补，养心调肝，共奏养心安神、和中缓急之功。本方也充分体现了药食两用的精髓，功能为养心安神、甘缓和中。陈镜合教授临证治疗思虑过度、脏阴不足导致的病症，如更年期综合征、神经官能症、焦虑症，甚至抑郁症等合用本方，可收到较好的治疗效果。

医案赏识 2

患者姓名：杜××　　**性别**：女　　**年龄**：39岁　　**就诊日期**：2017-06-21

主诉：反复心悸、气促2年余，加重1周。

现病史：患者2年前出现心悸、气促，劳累时加重，休息后可以缓解，伴头晕头痛，乏力，畏寒，无发热，无胸闷痛，无恶心呕吐，无咳嗽咯痰，无腹痛腹泻，无双下肢水肿等不适，遂至当地医院就诊，经治疗（具体诊治不详），症状未见明显缓解，现为进一步治疗，遂至广州中医药大学第一附属医院门诊就诊。

既往史：既往有甲亢病史，后行碘-131治疗后，继发甲状腺功能减退；有地中海贫血病史。

过敏史：否认药物及食物过敏史。

体格检查（与疾病相关阳性体征内容）：血压为130/70 mmHg，心率为60次/分，面色稍白，心肺腹部查体未见明显异常。

中医四诊：患者神志清，精神一般，面色㿠白，心悸、气促，劳累时加重，休息后可以缓解，伴头晕头痛，乏力，畏寒，无发热，无胸闷痛，无恶心呕吐，无咳嗽咯痰，无腹痛腹泻，无双下肢水肿等，纳一般，眠差易醒，小便调，大便溏。月经规律，色淡。

舌象：舌淡，苔薄白。 **脉象**：脉沉细。

辅助检查：

（1）心脏彩超：心脏彩超射血分数为83%，左房稍增大，左室收缩功能正常，余未见明显异常。

（2）24小时动态心电图示：①窦性心律，平均心率59 bpm，最慢心率42 bpm，最快心率101 bpm。②房性早搏1个。③室性早搏2个，为单发室性早搏。④监测导联未见明显ST-T缺血性改变。

（3）血分析：血红蛋白为86 g/L。

中医诊断：心悸。 **证候诊断**：心血不足证。

西医诊断：①地中海贫血（中度）。②继发性甲状腺功能减退。

治法：益心补血，安神定悸。

处方：归脾汤加减。白术10 g，党参10 g，黄芪15 g，当归15 g，炙甘草5 g，茯苓10 g，远志10 g，木香5 g（后下），酸枣仁15 g，龙眼肉10 g，川芎10 g，砂仁10 g（后下）。共7剂，每日1剂，水煎至200 mL，温服。

心得体会：

心主血脉，主阳气，血液有赖于心气的推动，才能运行周身，荣养脏腑四肢百骸。脾主运化，为气血生化之源，化生气血以营养各脏腑组织，维持各脏腑组织的生理功能。若心血不足，脾气亏虚，则心失所养，心神失摄出现心悸；脾气亏虚，生血乏源，则头晕、乏力；肺失荣养，肃降失调，故见气促。归脾汤具有益气健脾，养心补血安神之功，使脾健气血得以生化，心气足则血运畅，心脾气血充足，心脉濡养，则心悸诸症可消。

遣方中使用一味砂仁，也是陈镜合教授临证比较常用的药物，此药属岭南地道药材之一。砂仁药味辛性温，归脾、胃经，有化湿开胃、健脾止泻、理气安胎、固涩止痢等功效。陈镜合教授治疗脾胃病常使用之，起到芳香醒脾、行气开胃之效，或在一些滋补药物中，加入砂仁，使之具有补不碍胃、补而不滞、滋而不腻的效果。

医案赏识 3

患者姓名：吴××　　**性别**：女　　**年龄**：46 岁　　**就诊日期**：2017-05-31

主诉：心悸伴乏力 1 月余。

现病史：患者 1 个月前出现心悸，全身乏力，头晕眼花，偶有气短，腰酸，关节酸痛，无恶寒发热，无头痛，无胸闷胸痛，无恶心呕吐，无腹痛腹泻等不适，遂至广州中医药大学第一附属医院门诊就诊。

既往史：否认相关病史。

过敏史：否认食物及药物过敏史。

体格检查（与疾病相关阳性体征内容）：双肺呼吸音粗，未闻及明显干湿性啰音，心界无扩大，心率约 93 次/分，律不齐，各瓣膜听诊区未闻及明显杂音。

中医四诊：患者心悸，全身乏力，头晕眼花，偶有气短，腰酸，关节酸痛，无恶寒发热，无头痛，无胸闷胸痛，无恶心呕吐，无腹痛腹泻等不适，胃纳可，睡眠一般，二便调。

舌象：舌淡，苔白。　　**脉象**：脉细数。

辅助检查：

心电图：窦性心律不齐。

中医诊断：心悸病。　　**证候诊断**：气血亏虚证。

西医诊断：心悸查因。

治法：补益气血，安神定悸。

处方：归脾汤加减。党参 15 g，白术 10 g，黄芪 15 g，当归 15 g，炙甘草 5 g，茯苓 10 g，远志 10 g，木香 10 g（后下），酸枣仁 15 g，桂枝 10 g，牡蛎 30 g（先煎），龙骨 30 g（先煎）。共 7 剂，每日 1 剂，水煎至 200 mL，温服。

心得体会：

心主血脉，主阳气，血液有赖于心气的推动，才能运行周身，当气血亏虚，不能濡养心，而心失所养，故可见心悸；而气虚不能推动血的运行，各脏器不得气血，故见全身乏力，头晕眼花；肺失荣养，肃降失调，故见气促；心阳气虚，阳气下不得肾，使肾水蕴寒，肾水不得疏，故可见腰酸，关节酸痛。

方中党参养心益气，健脾补血；黄芪益气健脾，配合党参加强益气生血之效；白术健脾补气，化肾寒；当归滋养营血，配合桂枝以温经养血，茯苓、酸枣仁、远志宁心安神；木香以行气，使之补益而不碍脾胃；牡蛎、龙骨以重镇安神以宁心定悸；炙甘草补气健脾，调和诸药。

遣方中用到龙骨、牡蛎，恃诊中，陈镜合教授的处方出现龙骨、牡蛎作为药对使用。

龙骨、牡蛎首载于《神农本草经》，均被列为上品，谓龙骨为“主心腹，鬼注，精物老魅，咳逆，泄利，脓血，女子漏下，症瘕坚结，小儿热气惊痫”，此药味甘、涩，性平，归心、肝、肾经，具有镇惊安神、平肝潜阳、收敛固涩、生肌敛疮的功效。而牡蛎为“主伤寒，寒热，温疟洒洒，惊恚怒气，除拘，缓鼠瘘，女子带下赤白，久服强骨节”，此药味咸、涩，性微寒，归肝、肾经，具有平肝潜阳、软坚散结及收敛固涩的功效。

龙骨、牡蛎是临床常用药对，二者均具有平肝潜阳、镇惊安神，收敛止涩的作用，经常配伍应用。陈镜合教授认为，本药对药性平和，常配伍于方剂中，可增加安神镇静之用，故他在临床上常配伍于归脾汤、天麻钩藤饮、温胆汤、四君子汤及酸枣仁汤等方剂。医圣张仲景在《伤寒论》中使用了龙骨、牡蛎配伍，如柴胡加龙骨牡蛎汤、桂枝甘草龙骨牡蛎汤、桂枝加龙骨牡蛎汤、桂枝去芍药加蜀漆龙骨牡蛎汤等被沿用至今，前圣今贤使用经久不衰，此药对的疗效，可见一斑。

止嗽散

止嗽散，出自清代医家程钟龄所著的《医学心悟》，具有疏表宣肺、化咳止痰的功效。治疗风邪犯肺、咳嗽咽痒，或微有恶寒发热等症状。方中以荆芥、桔梗疏风利咽，宣通肺气；以紫菀、百部微温润肺，消痰止嗽；白前辛甘微寒，降气化痰，祛壅塞之痰以止咳；陈皮、甘草化痰利气而和中，诸药合用，能起到疏表宣肺，止咳化痰的效果。程钟龄自云：“此方温润和平，不寒不热，既无攻击过当之虞，大有启门驱贼之势，是以容邪易散，肺气安宁，宜其投之有效欤。”揆其本意，乃是通治外感咳嗽之方。

陈镜合教授喜用止嗽散止咳嗽，尤其是感冒后的咳嗽，临床上常见，此类咳嗽时间长，反复不愈，起居不慎或饮食失节则容易复发。用止嗽散治疗，前提是风邪犯肺，从药物组成来看，主要是以风寒为主，但寒不盛。在原方的基础上通过适当的加减，可以治诸般咳嗽，不论是新咳还是久咳。如果偏于风热者，可合用桑菊饮或银翘散；如果偏于风寒，可加苏叶、防风或合用麻黄汤、三拗汤；若痰浊明显，可合用二陈汤；若痰多气逆合用三子养亲汤；肺热偏盛，痰多色黄，可加桑白皮、枇杷叶、黄芩等清泻肺热；若肺阴亏，干咳无痰，可合用麦门冬汤或百合固金汤等。

医案赏识

患者姓名：曾××　　**性别**：男　　**年龄**：62岁　　**就诊日期**：2018－01－10

主诉：反复咳嗽1年余。

现病史：患者1年前出现咳嗽、咯黄稠痰，伴发热，在外院就诊，诊断为支气管炎，予抗感染、化痰止咳等对症治疗后，症状好转。但咳嗽仍反复出现，咯黄白痰，伴咽痒、鼻塞，稍恶寒，无发热，无头晕头痛，无气喘，无胸闷胸痛，无腹痛腹泻等不适，遂至广州中医药大学第一附属医院门诊就诊。

既往史：否认相关病史。

过敏史：否认食物及药物过敏史。

体格检查（与疾病相关阳性体征内容）：面色稍苍白，双肺呼吸音粗，双肺未闻及明显干湿性啰音，心腹查体未见明显异常，双下肢无水肿。

中医四诊：患者神清，精神疲倦，面色稍苍白，咳嗽，咯黄白痰，咽痒，鼻塞，稍恶寒，未闻及痰鸣音，皮肤温度正常，纳眠一般，二便调。

舌象：舌红，苔薄白。　　**脉象**：脉浮。

辅助检查：

肺部X光检查：考虑支气管炎。

中医诊断：咳嗽病。　　**证候诊断**：风邪犯肺证。

西医诊断：支气管炎。

治法：宣肺疏风，止咳化痰。

处方：止嗽散加减。紫菀10 g，百部10 g，桔梗15 g，白前10 g，荆芥10 g，橘红10 g，款冬花10 g，甘草5 g，茯苓10 g，生姜10 g。共7剂，每日1剂，水煎至200 mL，温服。

复诊：一周后复诊，诉咳嗽咯痰等症状较前减轻，守方再进5剂，嘱其饮食清淡，良好作息。

心得体会：

肺为“娇脏”，为脏腑之华盖，肺主宣降，若失宣降则影响气血津液的布散。脾在水液代谢方面与肺有重要关系，脾失健运产生痰饮水湿，影响肺的宣发肃降，经曰“脾为生痰之源，肺为贮痰之器”。本方中紫菀、百部两药味苦，都入肺经，其性温而不热，润而不寒，皆可止咳化痰；另外紫菀善于化痰，百部善于润肺，加入款冬花善于止咳，三者起到润肺化痰止咳之效；桔梗味苦辛，善于开宣肺气，白前味辛甘，善于降气化痰，两者协同，一宣一降，以复肺气之宣降，增强止咳化痰之力；荆芥辛而微温，疏风解表利咽，以除在表之余邪；橘红理气化痰，加入茯苓以健脾化痰；生姜以散寒和胃；甘草缓急和中，调和诸药，合桔梗、荆芥又有利咽止咳之功。故《医学心悟》：“本方温润和平，不寒不热，既无攻击过当之虞，大有启门驱贼之势，是以客邪易散，肺气安宁，宜其投之有效欤！”

遣方中，陈镜合教授让患者煎煮中药时加入生姜，这是为什么呢？细考原著配方：桔梗（炒）、荆芥、紫菀（蒸）、百部（蒸）、白前（蒸），各2斤，甘草（炒）12两，陈皮（水洗去白）1斤，共为末。每服3钱，开水调下，食后临卧服，初感风寒，生姜汤调下。原为散剂，用生姜汤送服，起到驱散风寒的作用。故作为汤剂煎煮时，加入生姜，起到祛风散寒止咳的功效，亦符合原方的韵味。生姜味辛性微温，归肺、脾、胃经，有发表散寒、止呕开痰的功效。生姜作为我国传统的驱寒良药，可治感冒风寒，呕吐，痰饮，喘咳，胀满，泄泻等病症。

此外，橘红与陈皮在临床上常作为止咳化痰之药，二者有什么区别呢？中药的橘红为广东的地道药材，以广东化州出产为佳，故又叫作化州橘红、化橘红。橘红气芳香，味微苦、微麻，具有燥湿散寒、理气化痰的功效。《药品化义》云：“橘红，辛能横行散结，苦能直行下降，为利气要药。盖治痰须理气，气利痰自愈，故用入肺脾，主一切痰病，功居诸痰药之上。佐竹茹以疗热呃，助青皮以导滞气，同苍术、厚朴平胃中之实，合葱白、麻黄表寒湿之邪，消谷气，解酒毒，止呕吐，开胸膈痞塞，能推陈致新，皆辛散苦降之力也。”而《本草纲目》云“此药下气消痰”。而陈皮，顾名思义，“陈”者“旧”也，是放置时间比较长的柑橘皮，是水果柑橘的果皮经干燥处理后而制成的干性果皮。这种果皮如在保持干燥的条件下，可长久放置储藏，故称陈皮。中医认为，陈皮性温味苦，入脾、肺经；有行气健脾、降逆止呕、调中开胃、燥湿化痰之功，适用于脘腹胀满嗳气、恶心呕吐、纳呆倦怠、大便溏薄以及咳嗽痰多等症状。平时在饮食上适当加入陈皮有很好的健脾和胃功效。在著名的“温胆汤”“二陈汤”等方药中，陈皮均为主药。

此外，新型冠状病毒感染后，有一些患者反复咳嗽，迁延难愈，影响生活和工作，笔者用止嗽散为主方治疗此类咳嗽，效果颇佳。此方加减灵活，若寒邪偏盛者，可在原方中加苏叶、防风等辛温发散之品；若热象明显，可减少紫菀、百部的用量，加入桑叶、菊花、薄荷、瓜蒌皮等辛凉清热化痰之品，以加强本方散风清热、止咳化痰之力；若湿热较盛者，可减去辛温发散之荆芥，加入前胡、佩兰、石菖蒲等化湿止咳，配合茵陈、薏苡仁清热利湿；若燥热偏盛，可减去辛温之荆芥、陈皮、白前，加入辛凉甘润之品，如沙参、麦冬、知母、玄参、梨皮等以滋阴生津，润燥止咳。

补中益气汤

补中益气汤，出自金元四大家李杲的《脾胃论》，具有补中益气、升阳举陷的功效。主治劳伤气虚，四肢倦怠无力，不耐劳动，劳则气喘，懒于言语，欲食无味，脉虚大无力；气虚，身热心烦，自汗，畏寒，口渴，不欲饮水，懒言，不思饮食，头痛或作或止，脉象洪大，按之虚软无力；身体虚弱，脱肛，或子宫脱垂，或气虚血少而经闭，或虚痢、泄泻日久不止，或疟疾久发不愈，或气虚下陷，小便失禁，或气虚不能摄血而致崩漏、便血等。本方由黄芪、人参、白术、陈皮、当归、升麻、柴胡、生姜、大枣、炙甘草组成。

补中益气汤是常用的补益方剂，主要针对气血亏虚、中气下陷而设，使用范围较广，古今医家喜用此方治疗气虚诸症。陈镜合教授临证上常常治疗气虚发热，即古人所说的“甘温除大热”，不拘泥体温的高低，用方的关键在于有没有气虚证的存在。对长期不明原因的发热，体质羸弱的患者常用本方，原方使用，无须加减。此外，对于气虚导致的各种病症亦可用之。方中黄芪为君药，用量较大，一般用 30 ~ 60 g，甚则可用到 100 g。

医案赏识 1

患者姓名：袁×× **性别**：女 **年龄**：54 岁 **就诊日期**：2018 - 01 - 19

主诉：反复便秘 5 月余。

现病史：患者 5 个月前出现排便困难，费力难解，4 ~ 5 天一解，量少，质硬，不成形，偶有腹胀腹痛，乏力，无便血，恶心呕吐等不适，曾在外院门诊就诊，予对症治疗后症状反复。为求中药治疗，遂至广州中医药大学第一附属医院门诊就诊。

既往史：有慢性浅表性胃炎、结肠炎、内痔病史。

过敏史：否认药物及食物过敏史。

体格检查（与疾病相关阳性体征内容）：腹部稍胀满，无压痛、反跳痛，肠鸣音 4 次/分。心脏、肺部查体未见明显异常。

中医四诊：患者神清，精神一般，面色萎黄，大便难解，4 ~ 5 天一解，每次量少，质稍硬，不成形，偶有腹胀腹痛，乏力，纳差，眠一般，小便可，月经正常。

舌象：舌淡红，苔薄白。 **脉象**：脉细。

辅助检查：

（1）胃镜：慢性浅表性胃炎。

（2）肠镜：①结肠炎症。②内痔。

（3）病理：“乙状结肠”中度慢性炎症伴糜烂。

中医诊断：便秘病。 **证候诊断**：脾胃气虚证。

西医诊断：①结肠炎。②慢性浅表性胃炎。③内痔。

治法：益气润肠，行气通便。

处方：补中益气汤加减。黄芪 30 g，党参 15 g，白术 10 g，炙甘草 5 g，当归 15 g，陈皮 10 g，升麻 10 g，柴胡 10 g，黄连 10 g，大黄 15 g（后下），

木香 10 g（后下）。共 7 剂，每日 1 剂，水煎至 200 mL，温服。

复诊： 2018－01－24 复诊，患者诉便秘症状较前改善，予原方续服。

心得体会：

方中主药为黄芪，具有补肺脾，升清阳之效。肺主气，朝百脉，肺气旺则五脏之气皆旺，且肺与大肠相表里，故黄芪能增强大肠传导功能。党参补中益气健脾，白术为补脾第一要药，专补脾胃，炙甘草调中补气，三者共助黄芪补气之效；升麻升发阳气，柴胡疏发肝气，疏木扶土；当归助补气养血润肠，有“黄芪当归汤”之效；陈皮、木香理气醒脾，以免滋腻碍脾胃，同时增强通便之效；黄连、大黄均性寒，泻火通便，与升麻、柴胡合用，一升一降，调理气机，以通大便。

陈镜合教授认为，患者长时间便秘，多虚中有实，实中有虚，不能见便秘就认为属实，单一清泻，虽可除其实，久而久之则伤其正，患者外院治疗均以治其标，未予治其本，症状反复，故扶正才是立法之本，故用补中益气汤能收到效果。

医案赏识 2

患者姓名： 蔡××　　**性别：** 男　　**年龄：** 26 岁　　**就诊日期：** 2017－04－22

主诉： 反复鼻塞、流清涕 5 年余。

现病史： 患者 5 年前出现鼻塞，伴有流清涕，嗅觉有下降，偶打喷嚏，咯痰，每遇天气变化时加重，无恶寒发热，无头晕头痛，无听力下降，无胸闷心悸，无呼吸困难等不适，反复在外院就诊，经治疗后症状反复，遂至广州中医药大学第一附属医院门诊就诊。

既往史： 曾行腹股沟疝术（具体不详）。

过敏史： 否认药物及食物过敏史。

体格检查（与疾病相关阳性体征内容）： 下鼻甲稍肿大，咽部黏膜稍充血，扁桃体未见肿大。双肺呼吸音清，未闻及干湿性啰音，心脏、腹部查体未见明显异常。

中医四诊： 患者神清，精神可，鼻塞，流清涕，嗅觉稍下降，偶打喷嚏，咯痰，每遇天气变化时加重，纳可，睡眠不佳，易醒，小便频，大便调。

舌象： 舌淡，苔薄白。　　**脉象：** 脉沉。

辅助检查：无。

中医诊断：鼻窒病。　　**证候诊断**：脾肺气虚，邪滞鼻窍证。

西医诊断：过敏性鼻炎。

治法：补脾益肺，散邪通窍。

处方：补中益气汤合苍耳子散加减。黄芪 15 g，党参 15 g，陈皮 10 g，柴胡 10 g，升麻 10 g，白术 10 g，茯苓 10 g，当归 15 g，苍耳子 10 g，辛夷花 10 g，白芷 10 g，炙甘草 6 g。共 7 剂，每日 1 剂，水煎至 200 mL，温服。

心得体会：

患者肺脾气虚，卫气不固，外邪易犯，邪毒易滞，故鼻塞、流涕。阴阳相争，阳气偏盛时则症状轻，阴气偏盛时症状重，故鼻塞遇寒症状加重。肺气不足，而不布津，聚而生痰，故咯痰。

方中黄芪补中益气，升阳固表，党参、白术、茯苓、炙甘草（四君子汤）具有益气健脾、化痰祛湿之效，当归养血和营温经，陈皮理气化湿和胃，使诸药补而不滞，升麻、柴胡使清阳之气上升以通窍，且苍耳子能发散风寒，上通鼻窍，辛夷花能通九窍，散风邪气，与苍耳子合用，有增益通窍之功。

遣方中合用苍耳子散，此方出自南宋医家严用和所撰的《严氏济生方》。方中主要由苍耳子、辛夷、白芷、葱白、薄荷组成。主治鼻流浊涕不止（名曰“鼻渊”）。方中苍耳子疏风散湿，上通脑顶，外达皮肤；辛夷通九窍，散风热，能助胃中清阳上行头脑；白芷入手足阳明，上行头面，通窍表汗，除湿散风；葱白升阳通气；薄荷泄肺疏肝，清利头目。苍耳子散具有很好的升清阳、通清窍、散风邪的作用，是治疗鼻窍疾病的最重要的方剂，陈镜合教授在临证遇到鼻窍的症状，常配合用之。

医案赏识 3

患者姓名：汪 × ×　　**性别**：女　　**年龄**：51 岁　　**就诊日期**：2018-06-07

主诉：反复排便困难 2 年余。

现病史：患者 2 年前出现排便困难，大便质干结，每次量少，4～5 天一次，伴腹胀，无腹痛便血，无恶心呕吐，无胸闷气促等不适，多次使用口服及纳肛通便药物后可排便，停用后症状反复，现为进一步治疗，遂至广州中医药大学第一附属医院门诊就诊。

既往史：痛风性关节炎病史。

过敏史：否认药物及食物过敏史。

体格检查（与疾病相关阳性体征内容）：血压为135/65 mmHg，心率为62次/分，心肺查体（－），腹部稍膨隆，腹软，全腹无压痛、反跳痛，肝肾区无叩击痛，肠鸣音正常。

中医四诊：患者神清，精神一般，诉排便困难，大便质干结，每次量少，4～5天一次，伴腹胀，无腹痛便血，无恶心呕吐，无胸闷气促等不适，纳眠一般，小便可。

舌象：舌暗淡，苔微黄。　　**脉象**：脉弱。

辅助检查：

（1）生化：血尿酸456 μmol/L，总胆固醇7.47 mmol/L。

（2）胸片：双下肺间质增厚，心影增大，主动脉硬化。

（3）24小时动态心电图：窦性心律，房性早搏，ST-T改变。

（4）心脏彩超：心脏彩超射血分数为65%，左房增大，左室稍大，主动脉瓣关闭不全（轻微），左室收缩功能正常。

（5）肝胆脾胰彩超：轻度脂肪肝。泌尿系统彩超未见明显异常。

中医诊断：便秘病。　　**证候诊断**：虚秘证。

西医诊断：①功能性便秘。②房性早搏。③高尿酸血症。④高脂血症。⑤轻度脂肪肝。

治法：健脾益气，兼以通腑。

处方：补中益气汤合小承气汤加减。黄芪20 g，当归10 g，柴胡10 g，升麻10 g，陈皮10 g，党参15 g，法半夏10 g，大黄10 g（后下），厚朴10 g，枳实10 g，甘草10 g，砂仁10 g（后下）。共7剂，每日1剂，水煎至200 mL，温服。

心得体会：

患者年过半百，久病，长期使用泻药，久而伤正，脾胃气血亏虚，肠失荣养，推动无力，故见便秘；肠道传化失职，气机不畅，故可见腹胀。方中黄芪、党参益气健脾，兼以扶正，减少泻下耗气；柴胡升少阳之气，升麻升阳明之气，此可起到脾胃强健之效；陈皮、砂仁理气通腑；法半夏燥湿健脾；当归有养血润肠通便之效。配合小承气汤，大黄荡涤实热，厚朴除胀满，枳实消痞实，加强行气通便之力，甘草补脾和胃，调和诸药。遣方用药补中有泻，泻中有补，切中病机。

小承气汤出自《伤寒论》，原方第213条："阳明病，其人多汗，以津液外出，胃中燥，大便必硬，硬则谵语，小承气汤主之。"原文第250条："太阳病，若吐，若下，若发汗后，微烦，小便数，大便因硬者，与小承气汤和之愈。"原文第374条："下利，谵语者，有燥屎也，宜小承气汤。"此方有轻下热结之功，主治阳明腑实证，临床所见，大便干硬，胸腹痞满，为小承气汤的辨证要点。

陈镜合教授认为，便秘一症，时间一久，多为虚实夹杂之症，实中有虚，虚中有实，故治疗上用单一治疗方法可能效果不佳，在此案中，用补中益气汤合小承气汤，攻补兼施，补中有泻，泻中有补，能收到良效。

医案赏识 4

患者姓名：罗×× **性别：**女 **年龄：**48岁 **就诊日期：**2018-04-04

主诉：反复低热4月余。

现病史：患者4个月前出现低热，测体温波动在37 ℃至37.5 ℃，无畏寒，乏力困倦，活动后明显，伴有口苦口干，自汗，无头晕头痛，无咳嗽咯痰，无心悸胸闷，无腹痛腹泻等，现为求中药治疗，遂至广州中医药大学第一附属医院门诊就诊。

既往史：否认结核、糖尿病、寄生虫等病史。

过敏史：否认药物及食物过敏史。

体格检查（与疾病相关阳性体征内容）：体温37.4 ℃，血压为110/60 mmHg，心率为66次/分，双肺呼吸音清，未闻及明显干湿性啰音，心律齐，各瓣膜未闻及明显病理性杂音，腹平软，全腹无压痛、反跳痛。

中医四诊：患者神清，精神疲倦，平素饮食不节，自觉发热，乏力困倦，活动后明显，口苦口干，自汗，易感冒，梦多眠差，纳一般，小便可，大便溏。

舌象：舌淡红，苔白。 **脉象：**脉细。

辅助检查：暂无。

中医诊断：内伤发热病。 **证候诊断：**气虚发热证。

西医诊断：发热查因。

治法：甘温除热。

处方：补中益气汤加减。黄芪 15 g，党参 15 g，白术 10 g，炙甘草 5 g，当归 10 g，升麻 10 g，柴胡 10 g，白芍 10 g，牡丹皮 10 g，青蒿 10 g，地骨皮 15 g，山栀子 10 g。共 7 剂，每日 1 剂，水煎至 200 mL，温服。

心得体会：

患者年龄渐大，饮食不节，损伤脾胃，脾胃元气亏虚，虚火内生，则见发热；脾胃虚弱，气血生化不足，脏腑经络无以充养，则见乏力；气虚卫表不固，则见自汗。李东垣《脾胃论》中曰："脾胃气衰，元气不足，而心火独盛。"《医学入门》亦云："内伤劳役发热，脉虚而弱，倦怠无力，不恶寒，乃胃中真阳下陷，内生虚热，宜补中益气汤。"

方中党参、黄芪、炙甘草补气健脾；白术燥湿健脾；柴胡、升麻升举清阳，发散祛热；当归、白芍养血和阴，配合党参、黄芪以补气养血；牡丹皮、青蒿、地骨皮清虚热；山栀子以泻心火。诸药合用，补中益气，温阳轻散，轻清内热，则虚热自除。

补中益气汤作为气虚发热的主要方剂，使甘温除热的治法具体化。金元时期，医学家李东垣提出"当以辛温之剂，补其中而升其阳，甘寒以泻其火"的治疗原则，对气虚发热的辨证治疗做出重要贡献。陈镜合教授认为，治疗气虚发热，临证使用"甘温除热"法时，不用拘泥于体温的高低，关键是有没有气虚的证候，临证上对长期不明原因的发热，只要有气虚的临床表现，常收到良好效果。

逍遥散

逍遥散出自宋代《太平惠民和剂局方》，具有疏肝解郁、健脾和营的作用，主治肝郁血虚脾弱证，症见两胁作痛、寒热往来、头痛目眩、口燥咽干、神疲食少、月经不调、乳房作胀、脉弦而虚等。方中柴胡疏肝解郁；当归、白芍养血柔肝，其中当归之芳香可以行气，味甘可以缓急，甘温能够补血，更是肝郁血虚之要药；白术、茯苓健脾祛湿，使脾胃运化有权；炙甘草益气补中，缓肝之急；生姜有温胃和中之力；薄荷助柴胡疏肝郁而清肝热，诸药合用，既能补肝体，又能助肝用，气血兼顾，肝脾并治，立法全面，用药周到，故为调和肝脾之名方。

逍遥散使用距今已有近千年的历史，是古人留给我们的应用最广泛、效果最可靠的千古名方之一，它组方精妙、选药精当、药源广泛、成本低廉。“逍遥”二字，顾名思义为高兴快活之意，从名字上就表明是治疗情志方面的疾病。陈镜合教授临床上喜用逍遥散治疗睡眠障碍、焦虑、抑郁、更年期综合征等情志方面的疾病，临证上只要抓住脏腑的肝郁、血虚、脾气弱这三个环节的特点，不论内科疾病、外科疾病、妇科疾病、男科疾病、精神科疾病还是五官科疾病，只要有逍遥散的适应证，均可大胆用之，效果良好。

医案赏识

患者姓名：袁×× **性别**：女 **年龄**：53岁 **就诊日期**：2018-03-08

主诉：自觉呼吸困难10月余。

现病史：患者10个月前因情绪紧张出现呼吸困难，呈憋闷感，偶有心悸、头晕、头痛，无恶心呕吐，无胸痛，无双下肢水肿等不适，多次在外院及广州中医药大学第一附属医院就诊，经治疗后症状仍反复，现为进一步治疗，再次至广州中医药大学第一附属医院门诊就诊。

既往史：否认相关病史。

过敏史：否认药物及食物过敏史。

体格检查（与疾病相关阳性体征内容）：患者精神疲倦，情绪紧张焦虑，心肺腹查体未见明显异常。

中医四诊：患者神清，精神疲倦、焦虑，呼吸困难，呈憋闷感，偶有心悸、头晕、头痛，纳少，眠差多梦，二便调。

舌象：舌红，苔黄。 **脉象**：脉弦细。

辅助检查：

（1）颅脑MRI：脑白质多发病变灶。

（2）颈椎MRI：符合颈椎病，C3/4、C4/5、C5/6椎间盘轻度突出。

（3）心理评估：中度焦虑。

中医诊断：郁病。 **证候诊断**：肝气郁结证。

西医诊断：①焦虑状态。②颈椎病。

治法： 疏肝解郁，养血安神。

处方： 逍遥散加减。柴胡10 g，白芍10 g，当归10 g，白术10 g，茯苓15 g，薄荷6 g，羌活10 g，葛根30 g，桂枝10 g，酸枣仁10 g，甘草5 g。共7剂，每日1剂，水煎至200 mL，温服。

心得体会：

患者病因为情志内伤，结合其症状，考虑病机为肝失疏泄、脾失健运、心失所养。肝失疏泄，气机不畅导致肝郁气结，故情志不畅、呼吸困难；肝郁横逆犯脾，脾失健运，故纳少；脾失健运，气血生化乏源，不能荣养心神及脑髓，故心悸、头晕头痛。

方中柴胡疏肝理气；白芍敛阴柔肝，配合当归以补肝体，助肝用，血和则肝和，血充则肝柔；茯苓、白术、甘草补脾益气，防木郁土虚，有“见肝之病，知肝传脾，当先实脾”之意；桂枝味辛甘性温，能助心阳，通血脉，以止悸动；酸枣仁养肝、宁心、安神，助白芍、当归以养血柔肝，并能助桂枝宁心安神；葛根以升阳，配合羌活引气血上行。

遣方中，薄荷为一味常用中药，我们平常用薄荷习惯后下。薄荷这药在逍遥散中需要后下吗？陈镜合教授认为，薄荷原为辛凉解表、疏散风热的药物，如果配方用于疏风解表，应该后下。但在逍遥散中，少量的薄荷能入肝经，取其疏肝郁、散肝热的作用，方中薄荷不是来解表的，亦无须后下，而且用量不宜多，常用3～6 g亦能起到疏肝解郁的作用。

补阳还五汤

补阳还五汤，出自清代医家王清任的《医林改错》，具有补气、活血、通络之效。治疗卒中后遗症，半身不遂，口眼歪斜，言语不利，口角流涎，下肢痿废，小便频数或遗尿不禁。方中重用黄芪，其具有补气通络之效，祛瘀而不伤正；当归尾活血祛瘀而不伤血；桃仁、红花作为药对有活血化瘀之效；川芎、赤芍行气活血，助当归尾祛瘀生新；地龙祛风通络，诸药合用共奏补气活血，逐瘀通络之功。

此方为何命名为补阳还五汤？按作者对王清任医家的理解，人身之气应有十分，左右各五分，之所以产生一侧偏瘫，是因人身少了二分之一的气，要使偏瘫那边正常，就需要通过这个方剂，还其五分气，故名为“还五”。这方为何重用黄芪？王清任认为，半身不遂多为气虚而血不达致所造成的，故重用补气药加上活血药方能使整个身体的血脉贯通，才能治疗半身不遂、口眼歪斜等症状。

医案赏识 1

患者姓名：龙×× **性别：**男 **年龄：**67 岁 **就诊日期：**2017-03-22

主诉：头痛伴言语不利 5 月余。

现病史：患者 5 个月前出现头痛，呈胀痛，头晕，伴言语不清，四肢乏力麻木，无伴意识障碍，无发热呕吐，无心悸胸闷痛，无腹痛腹泻，无关节疼痛等不适，遂至当地医院就诊，诊断为“急性脑梗死”，经治疗后症状好转出院。随后头痛反复，呈隐痛，现为求中药治疗，遂至广州中医药大学第一附属医院门诊就诊。

既往史：否认高血压、糖尿病、冠心病等病史。

过敏史：否认药物及食物过敏史。

体格检查（与疾病相关阳性体征内容）：血压为 130/75 mmHg，心率为 88 次/分，口角歪斜，鼻唇沟变浅，言语稍不清，四肢肌力稍下降。

中医四诊：患者神清，精神疲倦，头部隐痛，头晕，言语欠流利，伴肢体乏力麻木，纳可，眠差，二便调。

舌象：舌暗红，苔微黄。 **脉象：**脉弦细。

辅助检查：

（1）头颅 CT：①脑干左侧、右枕叶（靠近小脑幕处）腔隙性脑梗死。②皮层脑萎缩改变。

（2）颈动脉彩超：双侧颈动脉硬化伴斑块形成。

（3）颈椎片：颈椎轻度骨质增生。

（4）肝功能：谷丙转氨酶 82 U/L，谷草转氨酶 53 U/L。

（5）脑电图：正常脑电图。

中医诊断：中风病—中经络。 **证候诊断：**气虚血瘀证。

西医诊断：①脑梗死恢复期。②双侧颈动脉硬化伴斑块形成。③肝功能不全。

治法：益气补血，活血通络。

处方：补阳还五汤加减。黄芪30 g，当归尾15 g，川芎10 g，赤芍10 g，地龙10 g，桂枝10 g，防风10 g，茯苓30 g，全蝎6 g，蜈蚣1条，大枣20 g，吴茱萸6 g，生姜10 g，甘草6 g。共7剂，每日1剂，水煎至200 mL，温服。

复诊：一周后复诊，精神面貌较前好，头痛亦有所好转，守方治疗。

心得体会：

中风之后，正气亏虚，气虚血滞，脉络瘀阻，新血不生。正气亏虚，不能行血，以致脉络瘀阻，筋脉肌肉失去濡养，故见肢体乏力麻木、口眼㖞斜。气虚血瘀，舌体失养，故言语不清；而气虚血瘀，新血不生，不能荣养脑髓，故头痛、头晕。

方中黄芪补益元气，气旺则血行，祛瘀络通，配合桂枝可振奋卫阳，以益气温经通络；当归尾活血通络而不伤血，配合赤芍、川芎加强行气活血祛瘀之效；全蝎、蜈蚣、地龙具有通经活络、力专善走、周行全身之效，配合吴茱萸、防风以通络止痛，引药上行；茯苓以健脾益气以生血，即"脾为气血生化之源"，大枣、生姜温阳益气养血，辅以调和诸药。

본方中，加入全蝎与蜈蚣，此为陈镜合教授喜欢用的虫类药的药对之一。两药均为熄风止痉药，具有熄风止痉、解毒散结、通络止痛之功效，二者常相须而用，可增强互相的治疗效果，故临床上作为药对使用。原方中还有地龙，这三味药是治疗中风脑梗死患者最为常用的搜风通络的动物药，三药合用，可激发经气，疏通经络，促进气血运行，配合其他行气活血，对于中风病的治疗能取得满意的疗效。作为虫类药物，味重，对胃肠道刺激较大，故注意用量不宜过大以及对胃肠的顾护。

医案赏识 2

患者姓名：苏×× **性别：**男 **年龄：**68岁 **就诊日期：**2017-05-31

主诉：胸闷2月余。

现病史：患者2个月前无诱因下出现胸闷痛，呈隐痛，持续约2分钟方可自行缓解，偶觉放射至左上肢疼痛，右上肢轻微疼痛，无出冷汗，无头晕头痛，无咳嗽咯痰，无心悸气促，无腹痛腹泻等不适，纳一般，眠可，小便调，大便难解，1次/天，遂至广州中医药大学第一附属医院门诊就诊。

既往史： 有颈椎病、嗜铬细胞瘤切除术后病史。

过敏史： 否认药物及食物过敏史。

体格检查（与疾病相关阳性体征内容）： 血压为145/95 mmHg，心率为78次/分；听诊双肺呼吸音粗，未闻及明显干湿性啰音，心律齐，未闻及明显杂音及额外心音。

中医四诊： 患者神清，精神疲倦，胸闷痛，偶觉双上肢疼痛，纳眠一般，小便调，大便难解。

舌象： 舌淡暗，苔薄黄。　　**脉象：** 脉弦。

辅助检查：

（1）腹部CT：①左侧腹膜后嗜铬细胞瘤切除术后改变，未见肿瘤残留与复发，前列腺多发钙化。②右下胸膜轻度增厚钙化，L5/S1椎间盘退变相邻终板硬化。

（2）心脏彩超：心脏彩超射血分数为72%，主动脉硬化，主动脉瓣关闭不全（轻微），三尖瓣关闭不全（轻度），肺动脉高压（轻度）。

（3）心电图：窦性心律，房性早搏。

（4）心酶五项、心梗定量二项未见明显异常。

中医诊断： 胸痹心痛病。　　**证候诊断：** 气虚血瘀证。

西医诊断： ①胸闷痛查因疑为冠心病。②高血压。③嗜铬细胞瘤切除术后。

治法： 益气活血，化瘀止痛。

处方： 补阳还五汤合失笑散加减。黄芪30 g，当归尾15 g，赤芍10 g，川芎10 g，五灵脂10 g，蒲黄10 g（后下），桃仁10 g，红花5 g，枳壳10 g，砂仁10 g（后下），火麻仁30 g，薤白15 g，桂枝10 g。共7剂，每日1剂，水煎至200 mL，温服。

心得体会：

患者肿瘤术后，加之年老体弱，正气亏虚，气虚血滞，脉络瘀阻，血行不畅，不通则痛，故可见胸闷痛、上肢疼痛；患者年老，脾气虚弱，运化失司，故胃纳一般，大便难解。

这病症正如医家王清任所谓的“因虚致瘀”之症，方中黄芪益气血行，祛瘀通络；当归尾活血通络而不伤血，并与火麻仁一起起到润肠通便之效，配合赤芍、川芎、桃仁、红花以加强活血祛瘀之效；桂枝温经通痹，与黄芪合用起到益气温阳、和血通络之效；薤白、枳壳、砂仁有理气宽中、增强行血之效，并能理气通便；五灵脂散瘀止痛，通利血脉；蒲黄既有行血之力，又有止血之功，二者共起化瘀散结止痛之效。

遣方中，合用失笑散，陈镜合教授对于胸痹心痛的患者，考虑多为血瘀所致，故常在配方中加入此方。失笑散最早见于《太平惠民和剂局方》，由五灵脂和蒲黄组成，其中，五灵脂味甘性温，主入血分，其功专于破血行血，故凡瘀血停滞作痛，在所必用；蒲黄味甘性平，亦入血分，以清香之气，兼行气分，故能导瘀结而治气血凝滞之痛，二药相须为用，活血祛瘀、散结止痛之功相得益彰。陈镜合教授创制的解郁通郁片（又名开心片）中，就配有此方药。

温胆汤

温胆汤，最早见于唐代医家孙思邈的《备急千金方》，具有理气化痰、清胆和胃之效。治疗虚烦不眠、夜间多梦；头晕目眩、恶心欲吐、焦虑不安、惊悸不宁；动则出汗、体重倦怠、食欲不振等症，舌象脉象表现为舌质偏红，苔白腻，脉滑或弦滑。方中半夏降逆止呕、燥湿祛痰，使气顺痰降；陈皮理气行滞，佐以茯苓健脾利湿；甘草和中健脾，加枳实下气通痞；竹茹清热开郁；大枣补脾；生姜和胃。

《千金方》曰："虚烦不得眠，温胆汤主之。"但经过历代医学家对此方的研究及临床使用，时至今日，他们已突破温胆汤治失眠的单一疗效，以该方为基础，加减运用治疗多种疾病，如冠心病所致的心绞痛、慢性胃炎、胃十二指肠溃疡、心脏神经官能症、顽固性失眠、抑郁症、脑动脉硬化性痴呆症等病症，均能取得较好的临床效果。

医案赏识

患者姓名：孙×× 性别：女 年龄：50岁 就诊日期：2017－03－29

主诉：反复心悸胸闷5月余。

现病史：患者5月余前因情绪不畅出现心悸胸闷，多见于情绪烦躁时，自觉潮热，偶咳嗽咯痰，痰色白，伴反酸嗳气、腹胀，无头晕头痛，无气促胸痛，无畏寒发热，无腹痛腹泻等不适，遂至广州中医药大学第一附属医院门诊就诊。

既往史：否认相关病史。

过敏史：否认药物及食物过敏史。

体格检查（与疾病相关阳性体征内容）：血压为135/80 mmHg，心率为86次/分，心肺腹查体未见明显异常，无双下肢水肿。

中医四诊：患者神清，精神一般，近期情绪烦躁焦虑，心悸胸闷，自觉潮热，偶咳嗽咯痰，痰色白，伴反酸嗳气、腹胀，纳一般，睡眠差，二便可，已停经3月余。

舌象：舌淡，苔微黄稍厚。 脉象：脉滑。

辅助检查：

（1）生化：空腹血糖7.98 mmol/L，低密度脂蛋白为3.47 mmol/L。

（2）心电图：窦性心动过速。

（3）甲功三项、BNP、心梗定量二项、心酶五项、心脏彩超未见明显异常。

中医诊断：郁病。 证候诊断：痰郁证。

西医诊断：①围绝经期综合征。②血脂异常。③糖耐量异常。

治法：开郁化痰，宁心安神。

处方：温胆汤合乌贝散加减。法半夏10 g，竹茹10 g，陈皮10 g，枳壳10 g，茯苓10 g，大枣20 g，生姜10 g，甘草5 g，鱼古15 g，浙贝母10 g，百合30 g，浮小麦30 g。共7剂，每日1剂，水煎至200 mL，温服。

心得体会：

“妇人七七天癸竭”，肝肾失养，冲任失调，故停经、潮热；肝肾不足，肝脉失养，肝气不疏，故烦躁焦虑；肝气郁结而乘脾，脾气受损，运化失司，气血生化不足，致心失所养，故心悸、胸闷、眠差；脾失运健，痰湿内蕴，肺气宣发肃降失常，故咳嗽咯痰；肝气犯胃，故反酸嗳气、腹胀。

方中法半夏燥湿化痰和胃，竹茹清热化痰除烦，法半夏与竹茹配伍，有化痰和胃、止呕除烦之功；陈皮理气行滞，燥湿化痰，枳壳降气导滞，消痰除痞，与枳壳相配有加强理气化痰之力；茯苓以健脾渗湿宁心，以杜生痰之源，并辅以浮小麦、百合宁心安神，生姜、大枣调和脾胃，并配合乌贝散以制酸止痛，甘草调和诸药。

遣方中合用乌贝散，此散由乌贼骨（即淡鱼古）、浙贝母两味药组成，两味药取等量，烘干，研末，每次用量为3～6 g，饭前半小时服用。乌贝散主要用于治疗胃溃疡、十二指肠溃疡等胃病引起的胃酸过多导致的胃痛，并能止血散结，对有胃出血或伴有吐血者同样有效。乌贝散组方简单有效，为消化科常用的方剂之一，陈镜合教授在临证上亦喜欢使用乌贝散制酸止痛，若疼痛严重，常常加入延胡索、香附、乌药、川楝子等药物，也可起到行气活血止痛的效果。

温脾汤

温脾汤，出自唐代医家孙思邈《备急千金要方》，具有温补脾阳、攻下冷积的功效。治疗寒实冷积阻于肠间、便秘腹痛，或久利赤白、手足不温等症。方中以附子温补脾阳，祛除寒邪；大黄泻下，攻逐积滞，大黄性虽苦寒，但与辛热之附子相配，具有温下之功以攻逐寒积，共为君药。芒硝、当归润肠软坚，助大黄泻下攻积；干姜温中助阳，助附子温阳祛寒，均为臣药。人参合甘草益气补脾，有其助阳须先益气之意，为佐药。其中甘草又能调和药性，兼使药之功。诸药合用，具有寓温补于攻下之中的配伍特点，是为“温下”的著名方剂。

医案记录

患者姓名：欧×× **性别**：男 **年龄**：74岁 **就诊日期**：2017-05-17

主诉：便秘半年。

现病史：患者半年前出现大便干结，约3天一解，每次量少，其间偶用通便药物（具体不详），无血便，伴腹胀，口干，不欲饮，手足怕冷，无发热，无头晕头痛，无胸闷气促，无腹痛等不适，遂至广州中医药大学第一附属医院门诊就诊。

既往史：乙肝表面抗原携带者。

过敏史：否认药物食物过敏史。

体格检查（与疾病相关阳性体征内容）：神清，心肺听诊未见异常，腹部软，无压痛、反跳痛等不适。

中医四诊：患者神清，精神一般，大便干结，约3天一解，每次量少，伴腹胀，口干，不欲饮，手足怕冷，纳差，眠一般，小便可。腹部无压痛、反跳痛等不适。

舌象：舌淡胖，苔黄厚干。 **脉象**：脉沉弦。

辅助检查：

（1）乙肝DNA定量1.47×10^5 IU/mL，肝功能未见异常。

（2）ECG：窦性心律，左心室高电压。

（3）肠镜未见明显异常。

中医诊断：便秘病。 **证候诊断**：脾胃虚寒证。

西医诊断：①疑为功能性便秘。②乙肝表面抗原携带者。

治法：攻下冷积，温补脾阳。

处方：温脾汤加减。熟附子10 g（先煎），干姜10 g，党参30 g，当归15 g，大黄15 g（后下），白术10 g，黄芪20 g，肉桂6 g，炙甘草5 g。共3剂，每日1剂，水煎至200 mL，温服。

心得体会：

患者脾阳不足，寒从中生，致冷积内停，气机壅滞，胃肠传化失司，故见大便秘结、腹胀；脾失运化，寒凝脉络，不能荣养四肢，故手足不温，脉沉弦，皆为中气虚寒，冷积内停之象。此时单纯温补脾阳虽可祛里寒，但积滞难去，若单纯予以攻下，则更伤中阳，而寒积也未必得去，故以温下之法，务使枢机运转，腑气自能通达。

方中用熟附子、肉桂、干姜温阳祛寒通络；党参、白术、黄芪、炙甘草补脾益气；大黄荡涤积滞，当归润肠通便、活血化瘀，二者合用加强通便之效，并与补气温阳之品温中通络行气以去寒凝脉络。

陈镜合教授认为，便秘一证，其症状虽然比较单纯，但成因却比较复杂，虚实夹杂，临证当分虚实论治，临床上虚证的便秘不少，需辨清气虚、血虚、阴虚、阳虚之证。此外，现代社会胃肠道肿瘤疾病高发，对于便秘、便血的患者如果治疗效果不佳，一定要完善胃肠镜、腹部CT等检查，以免失治误治。

身痛逐瘀汤

身痛逐瘀汤，出自清代医家王清任的《医林改错》，具有活血祛瘀、祛风除湿、通痹止痛之功。治疗瘀血挟风湿，经络痹阻，肩痛、臂痛、腰腿痛或周身疼痛，经久不愈的症状。方以川芎、当归、桃仁、红花活血祛瘀；牛膝、五灵脂、地龙行血舒络，通痹止痛；秦艽、羌活祛风除湿；香附行气活血；甘草调和诸药，诸药合用，共奏活血祛瘀、祛风除湿、蠲痹止痛之功。清朝大家王清任所创立的几个“逐瘀汤”一直受到后辈医家的青睐，广泛应用于各科临床。少腹逐瘀汤、通经逐瘀汤、身痛逐瘀汤，血腑逐瘀汤亦是陈镜合教授在临证上常用的方剂。

医案赏识

患者姓名：谭××　**性别：**男　**年龄：**74岁　**就诊日期：**2017-05-31

主诉：颈项疼痛不适1月余。

现病史：患者1个多月前出现颈项疼痛，伴左侧肢体麻木，偶有头晕头痛，腰部酸软，无恶寒发热，无胸闷痛，无心悸气促，无腹痛腹泻，无言语不利，无口角歪斜，无肢体乏力等不适，遂至广州中医药大学第一附属医院门诊就诊。

既往史：有高血压病、肾结石病史。

过敏史：否认药物及食物过敏史。

体格检查（与疾病相关阳性体征内容）：血压为159/104 mmHg，心率为100次/分；无言语不利，颈项压痛，无口角歪斜，伸舌居中，四肢肌力、肌张力正常，病理征（–）。

中医四诊：患者颈项疼痛，伴左侧肢体麻木，偶有头晕头痛，腰部酸软，纳可，眠一般，二便调。

舌象：舌淡暗，苔白。　　**脉象**：脉弦数。

辅助检查：

（1）双肾输尿管膀胱及前列腺彩超：左肾结石，余未见明显异常。

（2）肝功能：谷草转氨酶47 U/L、谷丙转氨酶89 U/L。

（3）心电图：窦性心律，左心室高电压，T波改变。

中医诊断：痹病。　　**证候诊断**：瘀血痹阻证。

西医诊断：①颈项疼痛查因疑为颈椎病。②左侧肢体麻木查因疑为颈椎病和脑梗死。③高血压。④肝功能异常。⑤左肾结石。

治法：活血祛瘀，通经止痛。

处方：身痛逐瘀汤加减。桃仁10 g，红花3 g，川芎10 g，当归15 g，秦艽15 g，羌活10 g，五灵脂10 g，没药10 g，香附10 g，牛膝30 g，地龙10 g，甘草10 g，蒲黄10 g，党参15 g。共7剂，每日1剂，水煎至200 mL，温服。

心得体会：

患者年老体弱，气血亏虚，气虚而血不畅，瘀阻脉络，不通则痛，故颈项疼痛；气虚血滞，血不能濡养肢体，故见麻木；脾气虚不能升清，头部气血逆乱，故可见头晕头痛。

方中桃仁破血祛瘀，红花通经祛瘀，川芎行气化瘀，当归活血养血祛瘀，五灵脂活血散瘀，没药活血止痛、散血祛瘀，六者合用具有较强祛瘀功效，配合牛膝、地龙不仅强筋骨，利关节，还可通络引经，加上秦艽、羌活祛风除湿，舒筋活络。蒲黄化瘀与五灵脂合用有加强散瘀之功；香附行气通达；甘草益气和中。另考虑患者年龄较大，活血化瘀太过易伤正气，故加党参健脾益气，亦有气行则血畅之效。

五皮饮

五皮饮，出自宋代医家陈无择的《三因极一病证方论》，具有理气健脾、利湿消肿的功效。主治皮水，全身悉肿，肢体沉重，上喘气急，小便不利及妊娠水肿等。方中茯苓皮、生姜皮去肌肤中停水，陈皮理气，桑白皮泻肺，大腹皮下气，三者相合，使气行水散，肿胀自消矣。

五皮饮组方精简，可以说是通治水肿的基础方药，因为五味药的药力比较平和，药力不强，为了加强其利湿消肿的疗效，陈镜合教授常加入一些温阳化气之药，如熟附子、干姜、黄芪等温阳补气药物，以增强温化水湿之效，来达到治疗水肿的目的。

医案赏识

患者姓名：钟×× **性别**：女 **年龄**：52岁 **就诊日期**：2018-06-08

主诉：反复双下肢水肿1年余。

现病史：患者1年多前出现双下肢水肿，咳嗽咯白稠痰，难咯出，偶有胸闷气促、头晕、手足欠温，无恶寒发热，无头痛，无胸痛，无腹痛腹泻等不适，多次在外院及广州中医药大学第一附属医院治疗，予利尿等对症处理后，水肿可消退，随后再发，现为求进一步治疗，再次至广州中医药大学第一附属医院门诊就诊。

既往史：有脑梗死，遗留右侧肢体功能障碍；慢性心力衰竭；2型糖尿病等病史。

过敏史：否认食物及药物过敏史。

体格检查（与疾病相关阳性体征内容）：血压为135/70 mmHg，双肺呼吸音粗，未闻及明显干湿性啰音，心音稍低钝，心界扩大，心率约80次/分，律齐，各瓣膜听诊区未闻及明显杂音。双下肢水肿。

中医四诊：患者神清，精神疲倦，面色㿠白，双下肢水肿，咳嗽咯白稠痰，难咯出，偶有胸闷气促、头晕、手足欠温，右侧肢体乏力，无恶寒发热，无头痛，无胸痛，无腹痛腹泻等不适，纳差，眠一般，小便少，大便难解。

舌象：舌淡胖，苔白。　　**脉象**：脉细。

辅助检查：无。

中医诊断：水肿病。　　**证候诊断**：脾肾两虚证。

西医诊断：①慢性心力衰竭。②2 型糖尿病。③脑梗死后遗症期。

治法：温补脾肾，利水消肿。

处方：五皮饮合四逆汤加减。大腹皮 15 g，桑白皮 15 g，茯苓皮 30 g，生姜皮 10 g，陈皮 10 g，五加皮 15 g，白术 10 g，白芍 10 g，熟附子 10 g（先煎），干姜 10 g，炙甘草 6 g。共 7 剂，每日 1 剂，水煎至 200 mL，温服。

心得体会：

水肿病在肺、脾、肾三脏，脾虚不能运化水湿，肺气失其宣降，肾脏失其主宰。患者年老体衰，脾气亏虚，不能运化水湿，肾水泛滥，反克脾土，壅滞水道，溢出肌肤，故见水肿；脾虚不能升阳清窍，故可见头晕；脾土乏源，肺金不生，肺气失宣，故可见咳嗽咯痰；肾气失固，膀胱失约，故见气促胸闷、小便少，肾阳不足，不通温达四肢，则可见手足欠温。

方中茯苓皮甘淡渗利，行水消肿，以消肾水，配合熟附子、干姜、五加皮温补肾阳以行水；陈皮理气和胃，醒脾化湿；生姜皮和脾降肺，行水消肿而除胀满；陈皮、生姜皮两者以消脾水，配合白术加强健脾化湿之效；大腹皮下气行水，消胀除满；桑白皮肃降肺气，以通调水道而利水消肿；白芍收敛以制约温阳、行气之品耗伤阴血。五皮饮亦为陈镜合教授常用的消肿方剂，若阳虚症状明显，则加用温阳化水之药，若水肿又阴虚症状明显，则配合养阴利水之方药，如猪苓汤等。

一贯煎

一贯煎，出自清代医家魏之琇的《柳州医话》，具有滋阴疏肝的功效。主治肝肾阴虚、血燥气郁引起的病症，症见胸脘胁痛、吞酸吐苦、咽干口燥、舌红少津等。方中以北沙参、麦冬、生地黄补益肝肾之阴；当归养血和肝；枸杞子滋补肝肾；川楝子疏肝调气，使前药滋而不腻，补而不滞。诸药合用，肝肾之阴得复，肝气之郁得疏。

陈镜合教授临证之时抓住肝肾阴虚的特点，常加入岗梅根、桔梗、甘草治疗肝肾阴虚引起的口燥咽干之症，或加入陈皮、法半夏、竹茹等祛痰药治疗阴虚有痰之证。陈镜合教授也用此方治疗一些慢性肝病、肝阴损耗的患者，以此改善患者的症状，也有增强体质的作用。

医案赏识

患者姓名：赖××　　**性别**：女　　**年龄**：42岁　　**就诊日期**：2018-06-14

主诉：腹胀伴咽干1月余。

现病史：患者1个月前因饮食不规律出现腹胀，无腹痛，进食后腹胀明显，饥饿时欲吐，伴咽干，无咽痛，无吞咽困难，间有腰酸，无畏寒发热，无头晕头痛，无咳嗽咯痰，无胸闷胸痛，无心悸气促，无腹泻，无皮肤巩膜黄染等不适，现为进一步治疗，遂至广州中医药大学第一附属医院门诊就诊。

既往史：有“咽炎”病史多年，具体不详。

过敏史：否认药物及食物过敏史。

体格检查（与疾病相关阳性体征内容）：生命体征平稳，咽稍红，扁桃体无肿大，双肺呼吸音清，未闻及明显干湿性啰音，心律齐，各瓣膜听诊区未闻及明显杂音，腹软，全腹无压痛、反跳痛，肝肾区无叩击痛，肠鸣音正常。

中医四诊：患者神清，精神尚可，腹胀，进食后腹胀明显，饥饿时欲吐，伴咽干，间有腰酸，无畏寒发热，无头晕头痛，无咳嗽咯痰，无咽痛，无胸闷胸痛，无心悸气促，无腹泻腹痛，无皮肤巩膜黄染等不适，纳一般，眠可，小便调，大便不畅。月经规律，月经量可。

舌象：舌红，苔干黄。　　**脉象：**脉弦细。

辅助检查：

胃镜：十二指肠球部霜斑样溃疡（A1 期），非萎缩性胃炎，HP（+）。

中医诊断：痞满病。　　**证候诊断：**肝胃阴虚证。

西医诊断：①十二指肠球部溃疡。②非萎缩性胃炎。③幽门螺旋杆菌感染。④慢性咽炎。

治法：滋肝养胃，行气消痞。

处方：一贯煎加减。生地黄 15 g，枸杞子 15 g，当归 15 g，沙参 15 g，川楝子 10 g，黄芪 30 g，肉苁蓉 10 g，石斛 15 g，淮山药 15 g，砂仁 10 g（后下）。共 7 剂，每日 1 剂，水煎至 200 mL，温服。

心得体会：

患者患咽炎多年，加之饮食不节，脾胃受损，不能荣养肝血，肝血亏虚，肝体失养，则疏泄失常，肝气郁滞，又横逆犯胃，加重脾胃损伤，故可见腹胀，欲吐；阴虚津液不能上承于肺，故咽干、舌红，苔干黄；阴血亏虚，血脉不充，故脉弦细。

方中生地黄滋阴养血、补益肝肾，以滋水涵木；当归、枸杞子养血滋阴柔肝；沙参能滋补阴液，养肝柔肝，并且具有养阴润肺之效，配合黄芪、淮山药益气健脾生津，以培土抑木；石斛、肉苁蓉养胃阴，通大便；川楝子既能疏肝泄热理气止痛，又能达肝木条达之性；砂仁健脾理气，制诸药滋腻碍胃之弊端。

六君子汤

六君子汤，出自宋代《太平惠民和剂局方》，具有益气健脾、燥湿化痰之效。主治脾胃虚弱、食量不多、气虚咳嗽、痰多色白、腹胀便溏等症。本方是在四君子汤的基础上加上陈皮和法半夏，方中党参益气、健脾、养胃为君药；白术健脾燥湿，以加强党参益气助运之功为臣药；佐以茯苓渗湿健脾，茯苓、白术合用，健脾除湿之功更强，促进脾胃运化；炙甘草益气和中，调和诸药为使药。四君子汤添加的法半夏和陈皮能化痰降逆止呕。纵观全方能补脾气，化痰湿，扶脾治本的同时兼化痰湿，标本兼顾。

陈镜合教授用此方频率很高，常用于脾胃虚弱兼有痰湿的胃肠道疾病，也可治疗肺脾气虚的咳嗽，即所谓的“培土生金”法。临证之时，可加入生姜、大枣作为补益药的药引，温胃健脾，使本方补而不滞。

医案赏识

患者姓名：翁××　　性别：男　　年龄：39岁　　就诊日期：2018-06-17

主诉：咳嗽咯痰2周。

现病史：患者2周前受寒后出现咳嗽咯痰，呈阵发性咳嗽，痰微黄，可咯出，伴咽痒、鼻塞流涕，无畏寒发热，无头晕头痛，无胸闷胸痛，无心悸气促，无腹痛腹泻等不适，家属曾予口服“感冒药”，具体不详，效果不佳，现为进一步治疗，遂至广州中医药大学第一附属医院门诊就诊。

既往史：有“鼻炎”病史多年。

过敏史：否认药物及食物过敏史。

体格检查（与疾病相关阳性体征内容）：生命体征平稳，咽红，未见扁桃体肿大；双肺呼吸音粗，未闻及明显干湿性啰音；心律齐，各瓣膜听诊区未闻及明显杂音；腹软，全腹无压痛、反跳痛，肝肾区无叩击痛，肠鸣音正常。

中医四诊：患者神清，精神尚可，阵发性咳嗽，咯痰，色稍黄，可咯出，伴咽痒、鼻塞流涕，无畏寒发热，无头晕头痛，无胸闷胸痛，无心悸气促，无腹痛腹泻等不适，纳眠一般，小便正常，大便溏。

舌象：舌淡红，苔薄微黄。　　**脉象**：脉浮细。

辅助检查：无。

中医诊断：咳嗽病。　　**证候诊断**：痰湿内蕴证。

西医诊断：①疑为支气管炎。②鼻炎。

治法：健脾化痰，宣肺通窍。

处方：六君子汤加减。陈皮 10 g，法半夏 10 g，党参 10 g，茯苓 10 g，甘草 5 g，苍耳子 10 g，辛夷花 10 g，杏仁 10 g，黄芪 15 g，紫苏叶 10 g，升麻 10 g。共 7 剂，每日 1 剂，水煎至 200 mL，温服。

心得体会：

肺主气，开窍于鼻，外合皮毛，主一身之表，统属卫分。正如《灵枢·本脏》所说："卫气者，所以温分肉，充皮肤，肥腠理，司开合者也。"患者患鼻炎多年，卫气不固，腠理开合失司，六淫外邪犯肺卫，肺气上逆，可见咳嗽、咽痒、鼻塞流涕；脾属土，肺属金，土生金，脾气散精，上归于肺，当脾虚湿困，水谷不能化为精微上输以养肺，反而聚生痰浊，上干于肺，故可见咯痰、大便溏。

患者素体脾虚，感冒后咳嗽，方中陈皮顺气宽膈、理气化痰；法半夏燥湿化痰；党参补中益气健脾；黄芪升阳固表，健脾化湿，配合党参有增补益肺脾之效；茯苓健脾渗湿；甘草益气补中；杏仁止咳降逆平喘；紫苏叶解表宣肺止咳；苍耳子散寒，上通鼻窍；辛夷花能通九窍，散风邪，与苍耳子合用，有增益通窍之功；升麻发表升举阳气。

四磨汤

四磨汤，出自宋代医家严用和的《济生方》，具有行气降逆、宽胸散结的功效。主治七情所伤、肝气郁结之证，症见胸膈胀闷、上气喘急、心下痞满、不思饮食等。方中槟榔、沉香、乌药均为破气、下气之药，三药合用，易伤元气，故原方配伍人参以防伤气太过。此方又称四磨饮子，主要是用四味药磨成细末冲服，现代用法为水煎服。

陈镜合教授临证使用时常取其行气降逆之效，临床常用于治疗咳、痰、喘之证。

医案赏识

患者姓名：郑×× **性别**：男 **年龄**：43 岁 **就诊日期**：2018-06-17

主诉：咳嗽伴腹胀 1 周。

现病史：患者 1 周前出现咳嗽，腹胀，伴有呼吸不顺畅，偶有咯痰，痰白，间有胸闷，无畏寒发热，无头晕头痛，无心悸胸痛，无腹痛腹泻等不适，当时未予就诊，现为进一步治疗，遂至广州中医药大学第一附属医院门诊就诊。

既往史：否认相关病史。

过敏史：否认药物及食物过敏史。

体格检查（与疾病相关阳性体征内容）：血压为 115/75 mmHg，脉搏为 69 次/分，咽稍红，未见扁桃体肿大；双肺呼吸音清，未闻及明显干湿性啰音；心律齐，各瓣膜听诊区未闻及明显杂音；腹软，全腹无压痛、反跳痛，肝肾区无叩击痛，肠鸣音正常；双下肢无水肿。

中医四诊：患者神清，精神尚可，咳嗽，偶有咯白痰，呼吸不顺畅，间有胸闷，无恶寒发热，无头晕头痛，无心悸胸痛，无腹痛腹泻等不适，纳眠可，小便正常，大便难解。

舌象：舌淡红，苔黄。　　**脉象：**脉弦细。

辅助检查：无。

中医诊断：咳嗽病。　　**证候诊断：**肝气犯肺证。

西医诊断：①咳嗽查因疑为急性上呼吸道感染。②支气管炎。

治法：疏肝降逆，行气止咳。

处方：四磨汤加味。沉香 10 g（后下），槟榔 15 g，乌药 10 g，党参 15 g，法半夏 10 g，茯苓 10 g，杏仁 10 g，白芍 10 g，香附 10 g。共 7 剂，每日 1 剂，水煎至 200 mL，温服。

心得体会：

肺主气，司呼吸，通过宣发肃降运动，对于全身气机有调节作用；肝主疏泄以调畅全身气机，故肝气郁结以致全身气机不畅，肝气上逆于肺，肺亦宣发肃降失衡，出现咳嗽、胸闷、呼吸不畅，肺与大肠相表里，影响肠道传化糟粕，故出现腹胀、大便难解之症。

方中乌药调肝顺气，香附行气疏肝解郁，白芍柔肝平肝，三者合用以顺肝之疏泄；沉香降气平喘，杏仁止咳平喘，法半夏燥湿化痰止咳；槟榔行气破滞以通肠腑；党参、茯苓补气扶正，行气而不耗气。陈镜合教授认为，肺与大肠相表里，气顺则咳自平。

桑菊饮

桑菊饮，出自清代医家吴鞠通的《温病条辨》，具有疏风清热、宣肺止咳的作用。主治风温初起，邪客肺络之证，表现为咽痒咳嗽、身热不甚、口微渴等症。方中桑叶味甘苦性凉，善走肺络，疏散风热，又清宣肺热而止咳嗽；菊花味辛甘性寒，疏散风热，又清利头目而肃肺。二药相须，直走上焦，协同为用，以疏散肺中风热见长，共为君药。薄荷辛凉解表，助桑叶疏散风热之力；杏仁苦降，肃降肺气；桔梗辛散，开宣肺气，相须为用，一宣一降，以复肺之宣降功能而止咳，共为臣药。连翘透邪解毒；芦根清热生津，为佐药。甘草调和诸药为使。诸药相伍，使上焦风热得以疏散，肺气得以宣降，则表证解，咳嗽止。《温病条辨》上焦篇第六条云：“太阴风温，但咳，身不甚热，微渴者，辛凉轻剂桑菊饮主之。”

本方为治疗风热犯肺咳嗽之常用方。以咳嗽，发热不甚，微渴，脉浮数为辨证要点。桑菊饮为“辛凉轻剂”，药力也较轻，岭南之地，风热感冒、咳嗽症较多，兼杂证亦复杂，陈镜合教授喜用此方为基本方做加减，若感染后咳嗽日久，常合用止嗽散祛风止咳嗽，若气粗似喘，为气分热势渐盛，加石膏、桑白皮等清泻肺热等，实为经验之谈。

医案赏识

患者姓名：韦×× **性别**：男 **年龄**：36岁 **就诊日期**：2017-06-24

主诉：咳嗽伴咽痛3天。

现病史：患者3天前出现咳嗽，呈阵发性干咳，伴咽痛，口苦，鼻塞流涕，四肢关节疼痛，全身稍乏力、恶寒，无发热，无头晕头痛，无心悸胸痛，无腹痛腹泻，无皮疹等不适，当时未予就诊，现为进一步治疗，遂至广州中医药大学第一附属医院门诊就诊。

既往史：否认相关病史及吸烟史。

过敏史：否认药物及食物过敏史。

体格检查（与疾病相关阳性体征内容）：血压为120/80 mmHg，脉搏为84次/分，咽部充血，未见明显扁桃体肿大；双肺呼吸音清，未闻及明显干湿性啰音；心律齐，各瓣膜听诊区未闻及明显杂音；腹软，全腹无压痛、反跳痛，肝肾区无叩击痛，肠鸣音正常；双下肢无水肿。

中医四诊：患者神清，精神一般，咳嗽，呈阵发性干咳，伴咽痛，口苦，鼻塞流涕，四肢关节疼痛，全身稍乏力、恶寒，无发热，无头晕头痛，无心悸胸痛，无腹痛腹泻，无皮疹等不适，纳眠一般，二便正常。

舌象：舌红，苔黄。 **脉象**：脉浮弦。

辅助检查：无。

中医诊断：咳嗽病。 **证候诊断**：风温犯肺证。

西医诊断：急性上呼吸道感染。

治法：疏风清热，宣肺止咳。

处方：桑菊饮加减。桑叶10 g，菊花10 g，薄荷10 g（后下），桔梗

30 g，杏仁 10 g，连翘 10 g，苇茎 15 g，甘草 5 g，玄参 15 g，茯苓 10 g，浙贝母 10 g。共 7 剂，每日 1 剂，水煎至 200 mL，温服。

心得体会：

肺居胸中，上连气道、喉咙，开窍于鼻，外合皮毛。患者外感风热病邪，从口鼻、喉咙而入，邪在肺络，肺卫不固，腠理开合失司，故见恶寒、鼻塞流涕、咽痛、四肢关节疼痛；肺失宣降，肺气上逆，故可见咳嗽。

方中桑叶味甘苦性凉，疏散上焦风热，且善走肺络，能清宣肺热而止咳；菊花散风热，清利头目而肃肺，与桑叶相配以增强散风热之效；杏仁宣肺止咳；桔梗宣肺利咽；薄荷疏散风热利咽，配合桔梗、甘草以增强利咽喉之效；浙贝母以清热化痰止咳；连翘清热解毒；苇茎、玄参清热生津而止渴；茯苓健脾化痰；甘草调和诸药。

岭南之地，风热感冒、咳嗽症较多，配方中以轻清之品，疏散风热解表证，此方使用的机会也多，根据具体病症灵活加减，常获良效。

荆防四物汤

荆防四物汤，出自《张皆春眼科证治》，具有养血活血祛风之功效。主治真睛破损，伤眼剧痛，羞明难睁，流泪或流血，视物不清，重者不能见物。本方为四物汤加荆芥、防风组成。

本方出自眼科的方剂，陈镜合教授喜用本方治疗血虚生风所致的皮肤瘙痒，此外对于经行发热、妊娠感冒及产后发热等病症，用此方加减，安全有效。

医案赏识

患者姓名：黎××　　**性别**：女　　**年龄**：68岁　　**就诊日期**：2018-07-01

主诉：皮肤瘙痒1月。

现病史：患者1个月前出现皮肤瘙痒，口干，偶见四肢散在皮疹，间有双手掌麻木，无皮肤黄染，无恶寒发热，无关节疼痛，无头晕头痛，无胸闷胸痛，无腹痛腹泻等不适，曾于外院就诊，予药膏外涂（具体药物不详），效果不佳，遂至广州中医药大学第一附属医院门诊就诊。

既往史：有高血压病史多年，规律服用药物，诉血压控制可。

过敏史：否认食物及药物过敏史。

体格检查（与疾病相关阳性体征内容）：生命体征平稳，全身皮肤干燥，四肢明显，可见少许散在皮疹，可见抓痕；双肺呼吸音粗，未闻及明显干湿性啰音；心律齐，各瓣膜听诊区未闻及明显杂音；腹软，全腹无压痛、反跳痛，肝肾区无叩击痛，肠鸣音稍减弱；双下肢无水肿。

中医四诊：患者神清，精神尚可，皮肤瘙痒，口干，偶见四肢散在皮疹，间有双手掌麻木，无皮肤黄染，无恶寒发热，无关节疼痛，无头晕头痛，无胸闷胸痛，无腹痛腹泻等不适，纳差，嗳气，眠一般，小便正常，大便秘结。已绝经。

舌象：舌暗红，苔干微黄。　　**脉象**：脉沉细。

辅助检查：无。

中医诊断：风疹病。　　**证候诊断**：血虚风燥证。

西医诊断：①荨麻疹。②高血压。

治法：养血活血，祛风止痒。

处方：荆防四物汤加减。荆芥10 g，防风10 g，当归15 g，赤芍10 g，熟地黄15 g，川芎10 g，黄芪30 g，桂枝10 g，枳实10 g，火麻仁30 g，砂仁10 g（后下）。共7剂，每日1剂，水煎至200 mL，温服。

心得体会：

患者年老体弱，脾胃虚弱，化生精血机能减退，而气血不足，卫外不固，风邪外袭，又因血虚风从内生，肌肤失于濡煦，故可见皮肤瘙痒、口干、双手掌麻木等症状；气血虚，肠道失荣，故见便秘、脉沉细。遂予养血祛风为法，故宋代陈自明《妇人大全良方》所说“治风先治血，血行风自灭”。

方中用当归补血和血，熟地黄滋阴补血，白芍改赤芍以清热凉血散瘀，川芎活血行气，四药合为四物汤以养血、和血、润燥。黄芪以补药之长，益气固表，防风为治风通用之药，其药性缓和，微温而不燥，甘缓而不峻，有“风药中之润剂”之称，二药相伍，防风能载黄芪补气通达全身，黄芪得防风之疏散而不固邪，防风得黄芪之固表而不散泄，补气而不留邪（风），祛邪（风）而不伤正；加之黄芪配当归，为当归补血汤，以益气生血，荣养肌肤，肌肤得以滋养，风不内生；荆芥为芳香清扬之品，是散风清风之药；桂枝解肌发表散风邪，而桂、芍相合，一治卫强，二治营弱，合则调和营卫；枳实破气消积，火麻仁润燥通便，砂仁温脾理气，枳实、火麻仁、砂仁三者合用以理气消积，润燥通便，与四物汤养血润肠，加强通便之效。

龙胆泻肝汤

龙胆泻肝汤出自《兰室秘藏》，具有清泻肝胆实火、清利肝经湿热的功效。主治肝胆实火上炎证，症见头痛目赤、胁痛、口苦、耳聋、耳肿等；肝经湿热下注证，症见小便淋浊、阴肿、阴痒、筋痿、阴汗，或妇女带下黄臭等。方中龙胆草大苦大寒，上泻肝胆实火，下清下焦湿热，为本方泻火除湿两擅其功的君药。黄芩、山栀子具有苦寒泻火之功，配伍龙胆草为臣药。泽泻、通草、车前子清热利湿，使湿热从水道排出；肝主藏血，肝经有热，易耗伤阴血，加以用苦寒燥湿，再耗其阴，故用生地黄、当归滋阴柔肝养血以使标本兼顾；柴胡疏肝解郁，兼引诸药入肝经；甘草有调和诸药之效。

陈镜合教授常用此方治疗失眠，临证之中，很多失眠患者用滋阴降之、重镇安神等方法，效果不佳者，试从肝论治。《灵枢·本神》云：“肝藏血，血舍魂……卧则血归于肝而魂归其宅。”龙胆泻肝汤可使肝火得清，肝郁得解，心神安宁，失眠自愈。

医案赏识 1

患者姓名：刘×× **性别：**女 **年龄：**46岁 **就诊日期：**2018-09-16

主诉：失眠3年余。

现病史：患者3年前出现失眠，难入睡，每晚入睡2~3小时，易醒，间有头晕，无头痛，无畏寒发热，无胸闷胸痛，无腹痛腹泻等不适，多次到广州中医药大学第一附属医院及外院治疗，使用西药、中药等效果不佳，再次至广州中医药大学第一附属医院门诊就诊。

既往史：否认相关病史。

过敏史：否认药物及食物过敏史。

体格检查（与疾病相关阳性体征内容）：神清，精神疲倦，心肺听诊未见异常。

中医四诊：患者神清，精神疲倦，平素精神烦躁，失眠，难入睡，每晚入睡2~3小时，易醒，间有头晕，无头痛，无畏寒发热，无胸闷胸痛，无腹痛腹泻等不适，会阴部偶有瘙痒，月经不规律，月经量多，色红。

舌象：舌红，苔微黄。 **脉象：**脉弦细。

辅助检查：无。

中医诊断：不寐病。 **证候诊断：**肝火旺盛证。

西医诊断：睡眠障碍。

治法：清泻肝火。

处方：龙胆泻肝汤加减。龙胆草10 g，黄芩10 g，山栀子10 g，泽泻15 g，车前子10 g，通草10 g，当归15 g，生地黄15 g，柴胡10 g，甘草15 g，大枣30 g。共7剂，每日1剂，水煎至200 mL，温服。

心得体会：

肝主疏泄，性喜条达而恶抑郁。现代社会工作压力大，生活节奏快，患者平素精神烦躁，长期睡眠不足，多次治疗无效，多情绪不佳，以致肝郁气滞，肝失条达，气郁化火，肝火盛，《灵枢·邪客》记载："今厥气客于五脏六腑，则卫气独卫其外，行于阳不得入于阴。行于阳则阳气盛，阳气盛则阳跷陷，不得入于阴，阴虚，故目不瞑。"肝主升发，肝火旺盛，气机冲上，阳气太过，不得入阴，故失眠不寐、头晕；肝火下注肝经所络阴器，故会阴部偶有瘙痒，月经不规律。

方中龙胆草大苦大寒，上泻肝胆实火，下清下焦湿热；黄芩、山栀子具有苦寒泻火之功，配伍龙胆草加强泻火之效；泽泻、通草、车前子清热利湿，使湿热从水道排出；肝主藏血，肝经有热，本易耗伤阴血，加用苦寒燥湿，再耗其阴，故用生地黄、当归滋阴养血；柴胡疏肝并引诸药入肝胆，甘草有调和诸药之效；大枣养血安神。

医案赏识 2

患者姓名：黄×× **性别**：男 **年龄**：53 岁 **就诊日期**：2018－01－17

主诉：失眠 4 年余，加重伴心悸 1 月。

现病史：患者 4 年前出现失眠，入睡困难，易惊醒，多次于外院就诊，予药物治疗后失眠较前改善但仍反复，1 月前患者失眠加重，伴呼吸困难、心悸、口干，颈部酸痛，偶有头晕头痛、腹胀，无恶寒发热，无自汗、盗汗，无胸闷胸痛，无耳鸣耳聋，无口苦，无腹痛腹泻，纳可，大便调，偶有排尿困难。近期体重未见明显变化。

既往史：扁桃体摘除术后 15 年，乙状结肠息肉钳除术后 3 年，有颈椎病病史，否认肝炎、结核等传染病病史，否认高血压、冠心病、糖尿病等慢性疾病病史，否认外伤史，否认输血史，预防接种史不详。

过敏史：否认食物及药物过敏史。

体格检查（与疾病相关阳性体征内容）：体温 36.0 ℃，呼吸 18 次/分，脉搏为 90 次/分，血压为 96/66 mmHg，心率 90 次/分，心律齐，各瓣膜听诊区未闻及明显杂音，肺、腹查体未见明显异常。

中医四诊：神清，精神可，发育正常，营养良好，正常面容，表情自如，语音清晰，查体合作，对答切题，未闻及明显异常气味和声音，腹部柔软，无压痛、反跳痛。

舌象：舌暗红，少苔。 **脉象**：脉细数。

辅助检查：2017－12－29 于某市第一人民医院颅脑 MRI 平扫未见明显异常。

中医诊断：不寐。 **证候诊断**：肝火旺盛证。

西医诊断：①睡眠障碍。②颈椎病。

治法：清泻肝火，疏肝安神。

处方：龙胆泻肝汤加减。龙胆草 10 g，车前子 15 g，当归 15 g，通草 10 g，生地黄 15 g，山栀子 10 g，北柴胡 10 g，甘草 5 g，黄芩 10 g，泽泻 15 g。共 3 剂，每日 1 剂，加水煎至 250 mL，饭后温服。

复诊：患者诉药后较前好转，肠胃未见不适症状。守方治疗。

心得体会：

失眠属中医学“不寐”“不得眠”“目不瞑”范畴，其病源于脑，而表现于肝，多因情志而诱发，肝主情志，调达气机，开窍于目，通于脑、五脏皆有不寐，总以肝为主。《灵枢·本神》云：“肝藏血，血舍魂……卧则血归于肝而魂归其宅。”《普济本事方》云：“平人肝不受邪，故卧则魂归于肝，神静而得寐，今肝有邪，魂不得归，是以卧则魂扬若离体也。”中医认为，肝主疏泄，具有调畅精神、安定情志的作用。情志失常，肝气郁结，郁而化火，即可导致失眠的发生。

睡眠障碍往往容易引起人体免疫力低下、精神烦躁、焦虑不安、记忆力下降，同时还容易引发高血压、神经衰弱、心脑血管意外以及心理疾病等，严重的甚至造成猝死。陈镜合教授认为，现代都市中随着生活节奏加快、工作压力加大，社会竞争越发激烈，许多人产生了抑郁、焦虑的精神状态，从而导致失眠的发生。临床上许多失眠患者看过很多医生，也试很多种治疗方法，也使用过六味地黄汤、百合地黄汤、柴胡桂枝汤、甘麦大枣汤等治疗，但效果一般，反而用龙胆泻肝汤，清泻肝火，有一些患者能达到一定的效果。

四妙丸

四妙丸出自张秉成的《成方便读》，具有清热利湿、舒筋通络之功效。四妙丸以清热利湿、通利筋脉见长，特别适用于湿热下注，足膝红肿，筋骨疼痛者。二妙丸由苍术、黄柏组成，治湿热盛于下焦而成痿证者；加牛膝为三妙丸，牛膝补肝肾、强筋骨，领苍术、黄柏入下焦而祛湿热也；再加薏苡仁为四妙丸，方中苍术燥湿健脾，黄柏清热燥湿，牛膝补肝肾、强筋骨，薏苡仁祛湿热、利筋络，四味合用，为治疗湿热瘀阻关节的良方。

岭南地区属于亚热带气候，常年日照时间长，气温偏高，而且雨量充足，形成独特的潮湿炎热的气候。岭南人因生活方式的改变，饮食上嗜爱生冷，偏食海鲜冷饮，故湿热痹的患者较多。陈镜合教授喜用四妙丸加减治疗湿热型痹证，此方能清热解毒，祛湿消肿，化瘀止痛，恰好针对痛风性关节炎急性发作期的基本病机特点，故多作为痛风急性发作的基本方，再根据症状进行加减，疼痛明显者加石膏、桑枝、忍冬藤、延胡索等；疼痛剧烈不能近衣被者加秦艽、威灵仙、防风等祛风通络之药治疗；红肿明显加牡丹皮、赤芍、生地黄等；活动不利加土茯苓、路路通等；大便秘结加大黄、枳实、厚朴等。

医案赏识 1

患者姓名：陈××　　**性别：**男　　**年龄：**29岁　　**就诊日期：**2018－09－03

主诉：突发右侧下肢足趾关节肿痛2天。

现病史：患者2天前在海边游玩后进食海鲜，量较多，返回家后当天夜晚9点突然出现右下肢足趾关节红肿热痛，不能屈伸，行走困难，局部发热，如针刺火灼感，夜间无法入睡，当时以为是游玩时不慎扭伤给予冰袋外敷，局部疼痛可以稍缓解，未行相关就诊。第二天晨起时关节肿痛加重，范围蔓延扩大，脚不敢碰触地板，局部皮肤绷紧硬结，同时伴有口干口苦，汗出，大便干结，小便黄浊，尿味臭的症状。遂至广州中医药大学第一附属医院门诊就诊。症见：右下肢足趾关节肿痛剧烈，痛苦难言，需要拄拐杖行走。

既往史： 否认外伤史，否认关节病史，否认糖尿病、高血压病史，否认传染病史。

过敏史： 否认药物及食物过敏史。

体格检查（与疾病相关阳性体征内容）： 右侧下肢足趾关节部位局部红肿，肤温高，皮肤绷紧，触碰时疼痛加重，关节活动受限，未见皮肤破溃，未触及液性波动感形成。

中医四诊： 右下肢足趾关节红肿疼痛，皮肤肤温高，皮肤绷紧，触碰时疼痛加重，关节活动受限，未见皮肤破溃，未触及液性波动感形成，胃纳、睡眠差，小便黄，大便干。

舌象： 舌质红，苔黄腻。　　**脉象：** 脉滑数。

辅助检查： C反应蛋白、血沉、血尿酸升高；右侧下肢X光线检查示右侧下肢关节形态及间隙正常，未见骨质破坏。

中医诊断： 白虎历节病。　　**证候诊断：** 湿热痹阻证。

西医诊断： 痛风性关节炎急性发作。

治法： 清热利湿，通络止痛。

处方： 四妙丸合当归拈痛汤加减。苍术10 g，黄柏10 g，牛膝15 g，薏仁30 g，黄芩15 g，知母10 g，茵陈15 g，猪苓15 g，泽泻15 g，苦参15 g，羌活15 g，防风15 g。共7剂，每日1剂，水煎至200 mL，温服。

碳酸氢钠片2片每日3次口服；扶他林软膏1支，适量外涂于疼痛处。嘱其卧床休息，减少活动，多饮水。

复诊： 一周后复诊，症状好转，红肿疼痛减轻。

心得体会：

患者为年轻人，进食大量海鲜后发病，以关节红肿发热疼痛为主要临床症状表现，舌质红，苔黄腻，脉滑数，属于湿热痹证型，感受湿热邪壅滞经脉，气血痹阻不通，故见关节肿痛，发热，得冷则舒；湿为阴邪，重着黏滞，湿胜则肿，内化为热，湿热交阻于内，故口渴而干不欲饮、汗出、大便干结。湿热下注，则见小便黄浊，尿味臭。本证初发时应积极治疗，防止病邪传变。初期关节肿胀明显时，应注意卧床休息，避免行走不便，导致关节负重过度引起关节筋骨损伤加重。本病发生多与饮食生活不注意有关，饮食一定要多加注意，平素应注意清淡饮食，禁食肥甘厚味。注意生活调摄，多饮水，加强体育锻炼，提高机体排泄浊邪的功能。

医案赏识 2

患者姓名：林×× **性别**：男 **年龄**：53 岁 **就诊日期**：2019-08-29

主诉：反复双足、双膝关节红肿热痛 20 余年，加重 20 余天。

现病史：患者 20 年前无明显诱因出现双足、双膝关节红肿热痛，遂至当地医院就诊，诊断为痛风性关节炎，予消炎止痛等治疗（具体不详）后疼痛缓解。患者其后不规律口服苯溴马隆等降尿酸药，双足、双膝关节红肿热痛反复发作，发作时自行口服双氯芬酸钠疼痛可缓解。20 多天前，患者关节红肿痛症状较前加重，自行增加双氯芬酸钠药量，症状缓解不明显，现为进一步诊疗收入院，症见：神清，精神可，双足、左膝关节红肿热痛，胃脘部隐痛不适，偶有头晕，无恶寒发热、头痛、恶心呕吐、嗳气反酸、腹胀腹泻、腰酸腰痛等不适，纳眠可，二便调。

既往史：高血压病史 10 余年，血压收缩压最高达 180 mmHg，规律服用坎地沙坦酯分散片（4 mg/qd），血压控制在 140/90 mmHg；2011 年外院查头颅 MR 提示垂体腺瘤（具体报告未见），否认冠心病、糖尿病等慢性疾病病史。

过敏史：否认药物及食物过敏史。

中医四诊：神清，精神可，发育正常，形体正常，语音清晰，对答切题，未闻及异常声音及气味，腹部平软，无包块，无压痛、反跳痛，双足背、左膝关节红肿，肤温稍高。

舌象：舌暗红，苔薄白。 **脉象**：脉弦滑。

辅助检查：

（1）外院行彩超示：①轻微脂肪肝。②右肾囊肿，前列腺增生并钙化灶。

（2）胸片示：主动脉硬化。

（3）胃镜：慢性浅表性胃炎伴糜烂。

（4）验血查相关抗原示：癌胚抗原为6.24 ng/mL，糖类抗原72－4为11.84 U/mL。

（5）生化：肌酐为131 μmol/L，尿酸为721 μmol/L，总胆固醇为5.72 mmol/L，甘油三酯为2.11 mmol/L。

中医诊断：白虎历节病。　　**证候诊断：**湿热痹阻证。

西医诊断：①痛风性关节炎。②慢性肾衰竭CKD3期。③慢性浅表性胃炎伴糜烂。④高血压病3级（极高危）。⑤高脂血症。⑥垂体肿瘤。⑦脂肪肝。⑧右肾囊肿。⑨前列腺增生。

治法：清热利湿，通痹止痛。

处方：四妙丸合白虎桂枝汤加减。薏苡仁30 g，黄柏10 g，苍术10 g，盐牛膝30 g，生石膏30 g，知母10 g，桂枝10 g，黄芪30 g，五灵脂10 g，生蒲黄10 g，麻黄10 g，甘草5 g。共2剂，每日1剂，水煎服。

复诊：服药2剂后，患者关节红肿较前好转，大便通畅，守方治。

心得体会：

四妙散合白虎加桂枝汤临床上常用于治疗风湿热痹之证，处方中苍术、黄柏、盐牛膝、薏苡仁清热祛湿，通痹止痛；麻黄解表宣肺，使湿从汗出；患者痛风发作多年，久病易瘀，痹阻关节，故加入五灵脂、生蒲黄活血止痛；黄芪健脾益气；甘草调和诸药。

此病合用白虎加桂枝汤，此方出自张仲景的《金匮要略·疟病脉证并治》，书中记载“温疟者，其脉如平，身无寒但热，骨节疼烦，时呕，白虎加桂枝汤主之”。本方即白虎汤加桂枝组成，方中用白虎汤清解内热，生津止呕，加桂枝解肌通络止痛，故白虎加桂枝汤有清热生津兼解表邪之效，临床治疗风湿性关节炎（活动期）、类风湿性关节炎、系统性红斑狼疮、疟疾、骨膜炎等出现发热、汗出恶风、关节疼痛时，多有应用本方，多获良效。

二陈汤

二陈汤，出自宋代《太平惠民和剂局方》，具有燥湿化痰、理气和中的功效。主治湿痰咳嗽、胸膈满闷、恶心呕吐、头眩心悸等症状。本方由法半夏、橘红、茯苓、炙甘草组成，用时加生姜同煎服。方中法半夏燥湿化痰，和胃止呕；橘红理气化痰，使气顺则痰降，气行则痰化；痰由湿生，故以茯苓健脾渗湿；甘草和中益脾。加入生姜，既制法半夏之毒，又协同法半夏、橘红和胃祛痰止呕；少量乌梅，味酸收敛，配法半夏散中有收，使其不致辛散太过。

本方之所以称为二陈汤，是因为方中两味主药——法半夏、橘红，以陈久为贵，越陈久，越不怕药性太燥、太散，所以得“二陈”的名字。临床上也有用陈皮代替橘红，陈皮有理气调中、燥湿化痰的功效，对脾胃气滞所引起的消化不良、脘腹胀满以及痰湿所致的咳喘等有较好的疗效。《医方集解》言“治痰通用二陈”，故可以称它为“治痰通之方”，说明此方在临床上治疗与“痰饮”有关的多种疾病，陈镜合教授用本方加味，治疗老年慢性支气管炎、感冒后咳嗽日久、胃炎、胃及十二指肠溃疡、耳源性眩晕、神经衰弱、脑血管疾病等属于痰湿内阻的患者。

医案赏识

患者姓名：邹×× **性别**：女 **年龄**：68 岁 **就诊日期**：2019－07－20

主诉：反复发热咳嗽 2 周余。

现病史：患者于 7 月 3 日因感冒后出现咳嗽咯痰，痰白易咯，无发热恶寒，无汗出，无胸闷气促，予当地诊所就诊，考虑支气管炎，予对症治疗（具体不详），咳嗽咯痰症状未见明显缓解；于 7 月 10 日入某大学附属医院，入院时患者出现低热，热峰在37.9 ℃，恶寒怕冷，咳嗽咯痰，痰白难咯且呈拉丝状；入院后查肺部CT考虑肺部感染；双侧胸腔少量积液，双侧胸膜部分增厚，痰培养肺炎克雷伯氏杆菌，予使用哌拉西林钠他唑巴坦、雾化平喘、化痰等对症处理后症状有所缓解；7月20日患者再次出现发热，咳嗽、咯痰，入院治疗。症见：发热，体温38 ℃，恶寒，无汗，咳嗽，咯痰，色白痰黏难咯，呈拉丝状，咳嗽时可牵扯剑突下疼痛，口腔黏膜可见散在白斑，口干口苦，纳差，眠一般，大便3天一次，小便正常。近期体重降低十余斤。

既往史： 2010年曾因肢体麻木入院，并诊断为脑血管闭塞，并开始长期服用阿司匹林1片，1天/次。

过敏史： 否认食物及药物过敏史。

体格检查（与疾病相关阳性体征内容）： 体温：38.2 ℃，脉搏为78次/分，呼吸为18次/分，血压为130/80 mmHg。双肺呼吸音清晰，双下肺可闻及湿性啰音，无胸膜摩擦音；心脏、腹部查体无异常，双下肢无浮肿；口腔黏膜可见散在白斑。

中医四诊： 神清，精神一般，体型中等，营养较差，语言清晰，对答切题，口腔黏膜可见散在白斑，腹平软，无压痛、反跳痛，双下肢无水肿。

舌象： 舌暗红，苔白厚。　　**脉象：** 脉弦滑。

辅助检查：

在某大学附属医院查得：（1）白蛋白为25 g/L；谷丙转氨酶为110 U/L，谷草转氨酶为70 U/L。

（2）胸部CT平扫：①双肺感染。②双侧胸腔少量积液，双侧胸膜部分增厚。③拟脂肪肝；结节性甲状腺肿。

（3）肝胆胰脾、泌尿系统、妇科彩超未见明显异常。

（4）痰培养：肺炎克雷伯氏杆菌。

中医诊断： 咳嗽病。　　**证候诊断：** 痰浊阻肺证。

西医诊断： ①肺部感染（细菌、真菌）。②脂肪肝（轻度）。③低蛋白血症。④肝功能异常。⑤电解质紊乱（低钠血症）。⑥结节性甲状腺肿。⑦脑血管闭塞。

治法： 燥湿化痰，降逆平喘。

处方：二陈汤合三子养亲汤加味。陈皮 10 g，茯苓 10 g，法半夏 10 g，生姜 10 g，白芥子 10 g，紫苏子 15 g，莱菔子 15 g，大枣 20 g，青蒿 15 g，黄芩 15 g，前胡 15 g，太子参 30 g，牡丹皮 10 g，地骨皮 15 g，银柴胡15 g，黄芪 30 g。共 4 剂，每日 1 剂，水煎至 200 mL，饭后温服。

复诊：4 天后查房，患者自述咳嗽咯痰好转，热峰下降，因患者病程较长，守方巩固治疗。

心得体会：

临床上的咳、痰、喘的症状，如果是舌苔厚，脉滑，陈镜合教授常用二陈汤合三子养亲汤加减。该病例方用法半夏、茯苓燥湿化痰；陈皮、甘草理气化痰，用紫苏子、白芥子、莱菔子降气化痰止咳，紫苏子降气除满，前胡降气化痰；生姜温中散寒；黄芩、牡丹皮清热泻火燥湿；太子参、黄芪、大枣益气健脾，因患者发热时间较长，故用青蒿清热祛湿，银柴胡、地骨皮退热解郁。

本例为“双肺感染”的患者，西医的检查要完善，经过多种检查，考虑真菌感染，临床治疗比较复杂，要根据药敏使用抗真菌的药物，疗程较长。在检查化验方面，现代诊疗技术很强大，作为现代中医要学会运用；中医方面的治疗关键在于辨证，根据患者气血阴阳来对症下药。对于这个患者，因病情复杂、患病时间长、体质较差，中医治疗在驱邪的同时也要扶正。

牵正散

牵正散，出自宋代医家杨倓的《杨氏家藏方》，具有祛风化痰、通络止痉之功效。主治风中经络、口眼歪斜等症。本方由白附子、白僵蚕、全蝎（去毒）各等分（生用）组成。方中白附子辛温燥烈，入阳明经而走头面，以祛风化痰，尤其善散头面之风为君；全蝎、白僵蚕均能祛风止痉，其中全蝎善于通络，僵蚕且能化痰，合用既助君药祛风化痰之力，又能通络止痉，共为臣药。临床主要用于治疗面神经麻痹、三叉神经痛、卒中后遗症、多发性抽动症、血管神经性头痛、偏头痛等神经系统病症。

医案赏识

患者姓名：李×× 性别：男 年龄：63岁 就诊日期：2018-10-31

主诉：口眼歪斜伴头晕3天。

现病史：患者于3天前无明显诱因出现口眼歪斜，伴头晕、昏沉感，视物模糊，言语不利，手指指端稍感麻木，无胸闷胸痛，无肢体乏力，无头痛，现为进一步治疗，遂至广州中医药大学第一附属医院就诊，门诊以“面神经炎？脑血管意外?”收入院。入院症见：患者神清，精神可，口眼歪斜，伴头晕、昏沉感，视物模糊，言语不利，手指指端稍感麻木，无胸闷胸痛，无肢体乏力，无头痛，无腹痛腹泻，无咳嗽咯痰，无恶心呕吐，无发热恶寒，胃纳可，睡眠欠佳，便秘，小便正常。近半年体重无明显下降。

既往史：1997年曾行腓骨粉碎性骨折钢钉植入术（具体资料未见），2014年曾于当地医院诊断为急性脑梗死，自诉未留后遗症；否认肝炎、结核等传染病病史，否认高血压、冠心病、糖尿病等慢性疾病病史，输血史不详，预防接种史不详。

过敏史：否认食物及药物过敏史。

体格检查（与疾病相关阳性体征内容）：体温为36.2℃，呼吸为18次/分，脉搏为74次/分，血压为120/85 mmHg。言语不利，口眼歪斜，四肢无力，肌张力正常，生理反射存在，病理征（-）。

中医四诊：神清，精神可，形体中等，营养良好，言语不利，口眼歪斜，视物模糊，大便秘结。

舌象：舌淡暗，苔白腻。 脉象：脉弦滑。

辅助检查：

2018年8月15日于广州中医药大学第一附属医院检查如下：（1）双下肢静脉彩超示右侧小腿皮下浅静脉曲张，肝胆脾胰彩超示轻度脂肪肝，胆囊多发息肉，脾、胰未见明显异常。

（2）2018年8月22日头颅MRI示：①考虑右顶叶陈旧性脑梗死并周围胶质增生，双侧放射冠陈旧性腔隙性脑梗死。幕上脑白质变性，老年脑改变。②颅脑MRA示轻度动脉硬化。③考虑双侧筛窦、蝶窦及上颌窦炎症，并蝶窦积液。

中医诊断：面瘫病。　　**证候诊断**：痰瘀阻络证。

西医诊断：①面神经炎。②陈旧性脑梗死。③右下肢静脉曲张。④脂肪肝。⑤胆囊多发息肉。⑥脑动脉硬化。⑦鼻窦炎。

治法：化痰通络，活血通便。

处方：牵正散合温胆汤加减。白附子 10 g，炒僵蚕 6 g，全蝎 6 g，法半夏 10 g，炒枳实 10 g，陈皮 10 g，茯苓 15 g，竹茹 15 g，燀桃仁 10 g，红花 5 g，防风 10 g，甘草 5 g。共 2 剂，每日 1 剂，加水煎至 200 mL，饭后温服。

心得体会：

面神经炎又叫特发性面神经麻痹，是指原因不明、急性发病的单侧周围性面神经麻痹，是茎乳孔以上面神经管内段面神经的一种急性非化脓性炎症。中医称之为“面瘫”或“口眼歪斜”，本病的发生是由外邪侵入与机体的机能状态相互作用所致，多与风邪、痰邪相关。大部分面瘫患者急性期会出现眼睑闭合不全，影响患者面容及日常生活，眼睑闭合不全及闭合不利容易导致患侧结膜充血感染、迎风流泪等症状。急性期的治疗多以祛风化痰通络为主，牵正散则是治疗本病的一首名方，配合温胆汤以加强化痰之功，方中白附子祛风化痰；全蝎、炒僵蚕、防风息风通络；红花、燀桃仁活血通经；陈皮、炒枳实理气化痰；竹茹、法半夏燥湿化湿，散结除痞；茯苓健脾利湿；甘草调和诸药，缓和药性。

对于面瘫的治疗，除了需要药物对症治疗外，还可以配合针灸、梅花针、穴位注射等中医特色治疗。此外，还应做好一定的防护措施，比如加强锻炼、增强体质，做好保暖，寒冷季节注意颜面及耳后部的保暖、避免头朝风口，以免发病或复发。

经方医案

小柴胡汤

《伤寒论》第96条：伤寒五六日中风，往来寒热，胸胁苦满，嘿嘿不欲饮食，心烦喜呕，或胸中烦而不呕，或渴，或腹中痛，或胁下痞硬，或心下悸、小便不利，或不渴、身有微热，或咳者，小柴胡汤主之。

柴胡（半斤），黄芩（三两），人参（三两），半夏（半升，洗），甘草（炙），生姜（切）各三两，大枣（十二枚，擘）。

上七味，以水一斗二升，煮取六升，去滓，再煎取三升，温服一升，日三服。若胸中烦而不呕者，去半夏、人参，加栝楼实一枚；若渴，去半夏，加人参合前成四两半、栝楼根四两；若腹中痛者，去黄芩，加芍药三两；若胁下痞硬，去大枣，加牡蛎四两；若心下悸、小便不利者，去黄芩，加茯苓四两；若不渴、外有微热者，去人参，加桂枝三两，温覆微汗愈；若咳者，去人参、大枣、生姜，加五味子半升、干姜二两。

第97条：血弱气尽，腠理开，邪气因入，与正气相搏，结于胁下，正邪分争，往来寒热，休作有时，嘿嘿不欲饮食，藏腑相连，其痛必下，邪高痛下，故使呕也，小柴胡汤主之。服柴胡汤已，渴者，属阳明，以法治之。

第98条：得病六七日，脉迟浮弱，恶风寒，手足温，医二三下之，不能食而胁下满痛，面目及身黄，颈项强，小便难者，与柴胡汤，后必下重。本渴饮水而呕者，柴胡汤不中与也，食谷者哕。

第99条：伤寒四五日，身热恶风，颈项强，胁下满，手足温而渴者，小柴胡汤主之。

第100条：伤寒，阳脉涩，阴脉弦，法当腹中急痛，先与小建中汤，不差者，小柴胡汤主之。

第101条：伤寒中风，有柴胡证，但见一证便是，不必悉具。凡柴胡汤病证而下之，若柴胡证不罢者，复与柴胡汤，必蒸蒸而振，却复发热汗出而解。

第144条：妇人中风，七八日续得寒热，发作有时，经水适断者，此为热入血室，其血必结，故使如疟状，发作有时，小柴胡汤主之。

《金匮要略·呕吐哕下利病脉证治第十七》：诸黄，腹痛而呕者，小柴胡汤主之。

《金匮要略·妇人产后病脉证治第二十一》：产妇郁冒，其脉微弱，不能食，大便反坚，但头汗出，所以然者，血虚而厥，厥而必冒，冒家欲解，必大汗出，以血虚下厥，孤阳上出，故头汗出，所以产妇喜汗出者，亡阴血虚，阳气独盛，故当汗出，阴阳乃复；大便坚，呕不能食，小柴胡汤主之。

《伤寒论》从第96条到第101条、第144条均论述了小柴胡汤，除了这7条条文外，在第37、104、148、149、229、230、231、379、394等条文里都有对小柴胡汤的论述。而在《金匮要略》中依然有对小柴胡汤的应用记载。在整部的《伤寒杂病论》里，小柴胡汤是论述最多的方剂，可以说是"伤寒"的第一方，小柴胡汤的重要性可见一斑。历代医家都喜欢研究、运用小柴胡汤。

小柴胡汤为和解少阳的祖方，由柴胡、黄芩、生姜、半夏、人参、炙甘草、大枣七味中药组成。如果从药物性味配伍特点来看，柴、芩合用，性寒苦降，清少阳邪热，姜、夏相配，性热辛开，治其寒湿，以上四味药兼属泻，而参、枣、草，性味甘调，为之补。如果从药物组成来看，可分为三个组：一是柴胡和黄芩相配，柴胡疏泄肝胆，黄芩清泄胆热，二药相配，一疏一清，为和解少阳郁热的主药。二是生姜、半夏相合，和胃降逆止呕，为止呕之圣药。三是参、枣、草相用，补中益气，防患于未然。综观七味药相配，集寒、热、补、泻于一方，既相辅相成，又各奏其功，构成一个有机整体，达到疏利三焦，调达上下，宣通内外，和畅气机的效果，故称之和剂。

陈镜合教授强调，小柴胡汤遵循"但见一证便是，不必悉具"，只要证属邪犯少阳，枢机不利即可放心用之。陈镜合教授认为，要用好用活经方就得深刻理解经方证候的特点、组方规律及药物之间的作用，临证之时认真辨证，处方用药要与病因病机环环相扣，原方使用，或随证略为加减，每获良效。陈镜合教授喜用"伤寒方"，小柴胡汤是其最喜欢使用的方药之一，以小柴胡汤为主方加减，临床可以运用到内、外、妇、儿等各科的病症之中，疗效卓著。

医案赏识 1

患者姓名：卢××　　性别：男　　年龄：58岁　　就诊日期：2018-04-15

主诉：反复胸闷痛1月余，发热3天。

现病史：患者1个月前出现胸闷痛，呈刺痛，持续时间约10秒，休息可缓解，当时未予重视。3天前上述症状再发，并出现发热，恶寒，稍有咳嗽，咯白痰，口干口苦，咽痒，无头晕头痛，无流涕，无恶心呕吐，无腹痛腹泻等不适，遂至广州中医药大学第一附属医院门诊就诊。

既往史：否认相关病史。

过敏史：否认食物及药物过敏史。

体格检查（与疾病相关阳性体征内容）：血压为140/90 mmHg，心率为83次/分，咽部充血，双侧扁桃体Ⅰ度肿大，双肺呼吸音粗，未闻及明显干湿性啰音。

中医四诊：患者胸闷痛，恶寒发热，咳嗽，咯白痰，口干口苦，咽痒，肤温稍高，纳眠一般，二便调。

舌象：舌淡暗，苔薄白。　　脉象：脉浮。

辅助检查：

（1）冠脉CT：冠状动脉粥样硬化，纵隔淋巴结钙化。

（2）心脏彩超：心脏彩超射血分数为68%，心脏形态结构未见明显异常，主动脉瓣、二尖瓣轻度反流，左室收缩功能指标测值正常。

中医诊断：心痛病。　　证候诊断：肝胆失疏，兼外感寒邪。

西医诊断：①冠状动脉粥样硬化性心脏病。②稳定型心绞痛。③急性上呼吸道感染。

治法：疏泄肝胆，散热解表。

处方：小柴胡汤加减。柴胡15 g，黄芩15 g，法半夏10 g，党参15 g，甘草5 g，生姜10 g，大枣10 g，桔梗15 g，杏仁10 g，瓜蒌仁15 g。共7剂，每日1剂，水煎至200 mL，温服。

心得体会：

《伤寒论》第96条："伤寒五六日中风，往来寒热，胸胁苦满，嘿嘿不欲饮食，心烦，喜呕，或胸中烦而不呕，或渴，或腹中痛，或胁下痞硬，或心下悸，小便不利，或不渴，身有微热，或咳者，小柴胡汤主之。"此外又说“伤寒中风，有柴胡证，但见一证便是，不必悉具”。结合患者胸闷、恶寒发热、口干口苦，故选小柴胡汤加减。

陈镜合教授在治疗患者时在小柴胡汤原方的基础上加入桔梗、杏仁、瓜蒌仁三味药。方中柴胡以疏木，使半表之邪得以外宣；黄芩清火，使半里之邪得从内彻；法半夏能开结痰，豁浊气；党参能补久虚，滋肺金以融木；甘草和之，更加入姜、枣助少阳生发之气，使邪无内向也；辅以桔梗开宣肺气，杏仁降气止咳，达升降通畅；加入瓜蒌仁清热理气，宽胸豁痰。组方严谨，方药对症，获得良效。

医案赏识 2

患者姓名：秦×× **性别**：女 **年龄**：28 岁 **就诊日期**：2018-03-13

主诉：发热 3 天。

现病史：患者 3 天前无明显诱因出现发热，体温高达 39 ℃，寒热往来，伴咽痛、口苦口干、鼻腔干燥，无咳嗽咯痰，无头晕头痛，无恶心呕吐，无胸闷胸痛，无心悸气促，无皮疹，无肢体酸痛等不适，因怀孕 26 周+，为求中药治疗，遂至广州中医药大学第一附属医院门诊就诊。

既往史：否认相关病史。

过敏史：否认药物及食物过敏史。

体格检查（与疾病相关阳性体征内容）：体温为 38 ℃，血压为 110/70 mmHg，心率为 86 次/分，咽部充血，双侧扁桃体Ⅰ度肿大，双肺呼吸音清，未闻及明显干性啰音。

中医四诊：患者发热，寒热往来，伴咽痛、口干、鼻腔干燥，肤温稍高，纳眠一般，小便可，大便干结。

舌象：舌淡红，苔薄白。 **脉象**：脉浮。

辅助检查：暂无。

中医诊断：妊娠发热病。 **证候诊断**：少阳经证。

西医诊断：①急性上呼吸道感染。②宫内妊娠 26 周+。

治法：和解少阳，利咽止痛。

处方：小柴胡汤加减。柴胡 15 g，黄芩 15 g，党参 15 g，大枣 10 g，甘草 5 g，生姜 10 g，葛根 15 g，桔梗 15 g，射干 15 g，玄参 15 g，牛蒡子 10 g，法半夏 10 g。共 4 剂，每日 1 剂，水煎至 200 mL，温服。

心得体会：

患者为孕妇，阴血下注孕育胎儿，阳气亦浮于上，复感外邪，滞于表里，故妊娠病常虚实并见，寒热错杂。妊娠期发热在用药上有很多需要注意的方面，因此必须重视药物对胎儿的影响，以治病安胎为首要。结合患者发热，寒热往来，口苦口干，遂选小柴胡汤。《伤寒论》曰："伤寒中风，有柴胡证，但见一证便是，不必悉具。"

方中柴胡清肌退热；黄芩凉肌达表，清热凉血安胎，《本草汇言》云"清肌退热，柴胡最佳。然无黄芩不能凉肌达表"，两者合用，清宣半表半里之邪；党参、生姜、大枣补中扶正；葛根退热解肌，配合柴胡可防少阳与阳明合病证；咽喉为肺胃之门户，以桔梗、射干、牛蒡子开宣肺气以利咽、解毒消肿；玄参清热生津；甘草调和诸药，服药后使上焦得通，津液得下，表里因和，汗出而解。

感冒发热系孕妇常见病之一，因忌惮一些检查对胎儿的影响及西药的副作用，患者常常寻求中医药的治疗。在中医内科门诊常有妊娠妇女因发热、胃痛、腹泻、失眠等不适求助于中医。中医药有几千年的历史，为中华民族的发展做出了重大的贡献。中医药治疗孕产妇相对安全。对于本例患者寒热往来、咽痛、口干等症状，在小柴胡汤的基础上根据症状适当地加减，疗效卓著，基本不用西药治疗，体现了中医药的疗效，也体现了经方的魅力。

医案赏识 3

患者姓名：林×× **性别：**男 **年龄：**34岁 **就诊日期：**2018-07-18

主诉：头痛头晕20余天，发热伴腹泻1天。

现病史：患者于20天前无明显诱因出现头痛、头晕，伴有恶风恶寒，全身乏力，盗汗等不适，自觉发热，多次测量体温均未见明显升高，无寒战，无鼻塞流涕，无恶心呕吐，未予重视。5天前受凉后出现喷嚏、咽痛等症状，自行服用双黄连等药物后稍缓解。1天前发热加重，现为进一步治疗，遂至广州中医药大学第一附属医院就诊，门诊测体温38.2℃，遂以"发热查因"为由收入院。入院症见：患者神志清，精神疲倦，发热，恶寒，无寒战，头痛头晕，呈胀痛、昏沉感，无恶心呕吐，无天旋地转感，无耳鸣，全身乏力，口干口苦，咽痒，盗汗，纳可，眠一般，大便稀，每日2~3次，小便可。近期体重无明显变化。

既往史：否认肝炎、结核等传染病病史，否认高血压、冠心病、糖尿病等慢性疾病病史，否认手术、外伤史，否认输血史，预防接种史不详。

过敏史：否认食物及药物过敏史。

体格检查（与疾病相关阳性体征内容）：体温为38.2 ℃，脉搏为84次/分，呼吸为18次/分，血压为120/65 mmHg。咽部黏膜充血，双侧扁桃体Ⅱ度肿大。呼吸运动未见异常，肋间隙未见异常，语颤未见异常。双肺呼吸音清晰，双侧肺未闻及干湿性啰音，无胸膜摩擦音。心率为84次/分，律齐，各瓣膜听诊区未闻及病理性杂音，无心包摩擦音。腹平坦，无压痛、反跳痛，腹部无包块。

中医四诊：患者神志清，精神疲倦，发热，恶寒，头痛头晕，呈胀痛、昏沉感，全身乏力，口干口苦，咽痒，盗汗，纳可，眠一般，大便稀，每日2～3次。

舌象：舌淡红，边有齿痕，苔白厚。　　**脉象：**脉弦滑。

辅助检查：

（1）肝功二项示谷丙转氨酶为119 U/L、谷草转氨酶77 U/L。

（2）甲功：超敏促甲状腺素 <0.01 mIU/L、游离三碘甲状腺原氨酸为5.18 pmol/L、游离甲状腺素为11.17 pmol/L。

（3）风湿三项、抗原二项、呼吸道病原体八联检、肺炎支气管抗体、尿组合、结核分支杆菌抗体、流感A+B抗原、肥达+外斐试验未见明显异常。

（4）心电图示：窦性心律，正常心电图。

（5）肺部X光显示：心肺膈未见异常X线征象。

中医诊断：外感发热。　　**证候诊断：**邪犯少阳证。

西医诊断：①发热查因疑为肠道感染。②肝功能异常。③原发性甲状腺功能亢进。

治法：清热和解。

处方：小柴胡汤加味。柴胡15 g，黄芩15 g，甘草15 g，地骨皮15 g，浙贝母10 g，大枣15 g，法半夏10 g，熟党参15 g，桔梗30 g，苍术10 g，姜厚朴10 g，蒸陈皮10 g，青蒿10 g，乌贼骨15 g。共3剂，每日1剂，水煎至200 mL，饭后温服。

复诊：2018-07-23查房，患者发热减退，腹泻好转。

心得体会：

患者发热、口干口苦、纳差、腹泻等症状较多，四诊合参证属邪犯少阳，故以小柴胡汤加味。方中柴胡透解邪热；黄芩清泄邪热；法半夏和胃降逆；党参、甘草扶助正气；大枣和胃生津；青蒿、地骨皮退热除蒸；浙贝母、桔梗宣肺化痰；苍术健脾燥湿；陈皮、姜厚朴行气除满；乌贼骨收敛固涩。

遣方中用青蒿、地骨皮，这是陈镜合教授对于发热患者常用的一对药对。青蒿作为传统中药，正因屠呦呦发现“青蒿素”且获诺贝尔奖而广受大家认识，青蒿味苦辛性寒，归肝、胆经，具有清虚热、除骨蒸、解暑热、截疟退黄、祛风止痒的功效。用于风寒感冒、风寒湿痹、项强筋急、骨节酸疼、风水浮肿、痈疽疮毒等。地骨皮味甘性寒，归肺、肝、肾经，具有凉血除蒸、清肺降火的功效。临床多用于治疗阴虚潮热，骨蒸盗汗，肺热咳嗽，咯血，衄血，内热消渴。对于一些长期反复发热低热的患者常用这两味药医治，可起到除蒸退热之效。

医案赏识 4

患者姓名：邱××　**性别：**男　**年龄：**53 岁　**就诊日期：**2018-09-12

主诉：反复低热 2 月余，加重 2 天。

现病史：患者 2 个月来反复低热，曾在当地医院治疗，症状未见好转。于 2 天前再次出现发热，最高 38.8 ℃，无寒战，咳嗽咯痰，痰少色白，自行服用退烧药可缓解。9 月 6 日在某中医院查血常规示：白细胞值为 9.38×10^9/L、血红蛋白为 102 g/L、血小板为 45×10^9/L；C 反应蛋白为 73.43 mg/L。现为进一步治疗，遂至广州中医药大学第一附属医院就诊，门诊以“发热查因”收入院。入院症见：患者神清，精神一般，发热寒战，咳嗽咯痰，痰少色白，胃脘部疼痛，便后腹痛，无明显腹胀，双下肢乏力，纳差，睡眠一般，无头痛头晕、胸闷心悸等不适。小便调，大便偏烂。

既往史：

2018-03-05 在广州中医药大学第一附属医院住院诊断如下：①肝内胆管癌（肝内多发转移，多发淋巴转移）。②直肠乙状结肠连接处恶性肿瘤（中分化腺癌）。③胆囊结石（合并慢性胆囊炎）。④慢性胃炎（胆汁反流性胃炎）。⑤双侧声带肿物（疑为声带息肉），后多次于某大学附属肿瘤医院行 FOLFOX + 大剂量维生素 C 方案化疗 9 次。否认肝炎、结核等传染病病史，否认高血压、冠心病、糖尿病等慢性疾病病史，否认手术、外伤史，否认输血史，预防接种史不详。

过敏史：否认药物及食物过敏史。

体格检查（与疾病相关阳性体征内容）：体温为38.8 ℃，脉搏为120次/分，呼吸为20次/分，血压为120/88 mmHg。右锁骨可触及数个肿大淋巴结，边界欠清，无压痛，双肺呼吸音粗，未闻及干湿性啰音，左下腹轻压痛、无反跳痛，腹部无包块。

中医四诊：神清，精神一般，左下腹部轻压痛，无反跳痛，时有嗳气，偶有咳嗽咯痰，未闻及其他特殊声音和气味。

舌象：舌淡红，苔薄黄。　　**脉象**：脉浮数。

辅助检查：2018－09－06于某三甲医院查血常规示白细胞值为9.38×10^9/L、血红蛋白为102 g/L、血小板为45×10^9/L；C反应蛋白为73.43 mg/L。2018－08－20某大学附属肿瘤医院查胸＋全腹部增强CT示：乙状结肠接近降结肠处管壁不均匀环周增厚，最厚处约14 mm，较前变化不大。邻近系膜根部数个小淋巴结，边界不清，大者短径4 mm，较前相仿；肝内多发结节、肿块，部分边界不清相互融合，大者位于左叶，范围约45 mm×41 mm，增强各期轻度硬化，考虑转移瘤，部分病灶较前稍缩小；多发肝囊肿；胆囊结石；左肾小结石；左下肺叶外基底段胸膜下见小类结节，直径约4 mm，考虑增殖灶，同前相仿；右侧锁骨上、双支气管旁、右肺门见数个肿大淋巴结，大者短径约8 mm，轻度强化，较前变化不大，建议随访。

中医诊断：①外感发热病；邪犯少阳证。②积聚病；湿热瘀阻证。

西医诊断：①发热查因疑为败血症，肺部感染。②直肠乙状结肠连接处恶性肿瘤（中分化腺癌，RAS，RAF野生型MSS）。③肝内胆管癌（肝内多发转移，多发淋巴结转移）。④胆囊结石合并胆囊炎。⑤血小板减少。⑥轻度贫血。

治法：急则治其标，清解少阳。柴胡15 g，法半夏10 g，生姜10 g，五指毛桃30 g，大枣20 g，甘草5 g，熟党参15 g，黄芩15 g，薏苡仁30 g，白薇15 g，地骨皮15 g。共2剂，每日1剂，饭后温服。

复诊：2018－09－15查房，患者发热减退，精神状态较前好转。

心得体会：

这是一位恶性肿瘤、长期低热的患者，近两日发热症状加重，结合患者的其他症状，陈镜合教授用小柴胡汤加减。他认为，肿瘤发热的患者一般为本虚标实，治疗上驱邪的同时一定要扶正，小柴胡汤正合此意。故陈镜合教授喜欢用小柴胡汤治疗这类病患，方中柴胡疏风退热；法半夏燥湿化痰；生姜解表止呕；五指毛桃、党参健脾益气；大枣健脾和胃；甘草调和诸药；黄芩清热燥湿，疏散少阳之热；薏苡仁利湿解毒；白薇清热养阴；地骨皮清退虚热。

炙甘草汤

《伤寒论》第177条：伤寒脉结代，心动悸，炙甘草汤主之。

甘草（四两，炙），生姜（三两，切），人参（二两），生地黄（一斤），桂枝（三两，去皮），阿胶（二两），麦门冬（半升，去心），麻仁（半升），大枣（三十枚，擘）。

上九味，以清酒七升，水八升，先煮八味，取三升，去滓，内胶烊消尽，温服一升，日三服。一名复脉汤。

炙甘草汤，主证条文讲得很清楚，是“脉结代，心动悸”，从症状上来看，“心动悸”可以是自觉或他觉的症状，不但是心悸，而且是心慌、心跳得非常剧烈，主要病因为心阴和心阳的不足，心失所养所致。而“脉结代”主要是形容脉有歇止，由于心阴阳的不足，心气虚弱无力推动血脉，故可见结代脉。若心动悸、脉结代持续时间长了，预后多为不良。

从组方来看，炙甘草汤可以说是由桂枝汤去白芍，重用炙甘草加生地黄、麦冬、人参、阿胶、清酒组成，温阳而不燥，补气而不滞，滋阴补血而不腻，是补心复脉、调补心阴心阳的常用方，故又名复脉汤。从煎煮法看，古代煎煮炙甘草汤的过程比较复杂，而要熬好一碗纯正的炙甘草汤不容易。现代煎煮可以把阿胶之外的药物先煎煮好，复煎后混合，加入10～20 mL清酒，然后把阿胶烊化，分2～3次服用，亦能起到比较好的效果。

炙甘草汤是陈镜合教授临床上经常用到的方，对于心脏的疾病，如心律失常、风湿性心脏病、病窦综合征、高血压、肺心病等，只要出现“脉结代，心动悸”，证属心阴阳两虚者即可用之。方中炙甘草用量一定要大，若大便不通，用火麻仁；若大便正常，睡眠不佳，可用酸枣仁、柏子仁来代替，以加强酸甘化阴、滋养心神的效果。在岭南地区使用此方时，陈镜合教授喜在原方基础上加入砂仁或陈皮等行气和胃之药以防药方的滋腻，实为经验之谈。

医案赏识

患者姓名：詹××　　**性别：**女　　**年龄：**63岁　　**就诊日期：**2017-01-19

主诉：反复心悸20年余。

现病史：患者20年前出现心悸，偶有头晕、胸闷，无头痛、胸痛，运动时加重，无晕厥，无气喘，无呕吐等不适，多次到外院就诊，自诉诊断为“房颤、房性早搏”，经治疗后，上述症状反复（具体诊疗不详）。现患者为求中药治疗，遂至广州中医药大学第一附属医院门诊就诊。

既往史：既往高血压病史10余年，自诉控制血压可。

过敏史：否认食物及药物过敏史。

体格检查（与疾病相关阳性体征内容）：血压为135/85 mmHg，心率为90次/分，心律不齐，第一心音强弱不等，心脏各个瓣膜区未闻及明显病理性杂音，肺腹查体未见明显异常，无双下肢水肿。

中医四诊：患者神清，精神一般，心慌，偶有头晕、胸闷，纳眠一般，小便调，大便偏干。已绝经。

舌象：舌淡红，苔薄黄。　　**脉象：**脉结代。

辅助检查：

（1）24小时动态心电图示：①窦性心律。②阵发性心房颤动。③频发性房性早搏，偶见成对出现及二联律，偶见房早伴差异传导。④偶发室性早搏。⑤ST-T改变。

（2）心脏彩超：轻度二、三尖瓣反流，左室舒张功能减退。

（3）平板运动试验：阳性。

中医诊断：心悸病。　　**证候诊断：**心阴阳不足证。

西医诊断：①心房纤颤。②房性早搏。③高血压。④冠心病待排。

治法：益气滋阴，通阳复脉。

处方： 炙甘草汤加减。生地黄 15 g，党参 15 g，大枣 20 g，炙甘草 15 g，麦冬 15 g，阿胶 10 g（烊化），火麻仁 30 g，桂枝 10 g，生姜 10 g，砂仁 10 g（后下）。共 7 剂，每日 1 剂，水煎至 200 mL，温服。

患者心房纤颤，容易出现血栓、恶性心律失常等并发症，同时运用西药进行抗凝治疗，必要时可行射频消融等手段进行治疗。

心得体会：

患者因久病成虚，阴血不足，迁延日久，心阳虚无力推动血行，故见心悸、胸闷，脉结代。《伤寒论》第 177 条云："伤寒，脉结代，心动悸，炙甘草汤主之。"方中重用生地黄滋阴养血，《名医别录》谓地黄有"补五脏内伤不足，通血脉，益气力"之功。炙甘草、党参、大枣益心气，补脾气，能资气血生化之源；阿胶、麦冬、火麻仁滋心阴，养心血，充血脉；桂枝、生姜辛行温通，能起到温心阳、通血脉作用；方中加入砂仁，理气化湿，使全方滋而不腻。

陈镜合教授常言，在古代没有心电图、心脏彩超、冠脉造影等检查，对很多心脏病方面的诊断不清晰，具有历史的局限性。随着现代医学的发展，出现很多新的诊疗技术，这些技术不是西医独用的，中医也要与时俱进，现代先进的诊查手段要为中医所用，丰富中医的诊疗手段，更好地为人民健康服务。

吴茱萸汤

《伤寒论》第 243 条：食谷欲呕，属阳明也。吴茱萸汤主之。得汤反剧者，属上焦也。

吴茱萸一升（洗），人参（三两），生姜（六两，切），大枣（十二枚，擘）。

上四味，以水七升，煮取二升，去滓，温服七合，日三服。

第 309 条：少阴病，吐利，手足逆冷，烦躁欲死者，吴茱萸汤主之。

吴茱萸（一升），人参（二两），生姜（六两，切），大枣（十二枚，擘）。

上四味，以水七升，煮取二升，去滓，温服七合，日三服。

第 378 条：干呕，吐涎沫，头痛者，吴茱萸汤主之。

吴茱萸汤为阳明胃气虚寒，浊阴上逆之呕吐的主方，也可治疗少阴吐利，手足逆冷，烦躁欲死者，或厥阴干呕，吐涎沫而头痛者。本方具有温胃散寒、降逆止呕的作用。方中吴茱萸味辛甘性热，温胃散寒，生姜助吴茱萸散寒止呕，人参补中，四药合用能温胃散寒，降逆止呕。本组方严谨，方药中重点在于吴茱萸这味君药，此药能温胃暖肝、辛散祛寒、降逆下气，系治疗食入即吐、干呕涎沫、呕而下利的良药。此外，如果是因寒气上逆所致的少阴头痛，亦可用吴茱萸汤来治疗。所以，临床上常用于虚寒性头痛及胃寒性呕吐。

陈镜合教授用吴茱萸汤治疗头晕头痛最为常见，不论是神经性的还是颅内压增高的，或是偏头痛等，除此以外，还运用于消化系统疾病中，如神经性呕吐、下痢、胃痛、胃溃疡等。临床上辨证应以胃气虚寒为本，在病变中，胃寒及肝导致肝胃虚寒抑或胃寒涉肾，为胃肾阳虚，皆可用本方。临证上，治疗虚寒性的头晕头痛，陈镜合教授常用吴苓汤（吴茱萸汤合苓桂术甘汤）来治疗。

医案赏识 1

患者姓名：关×× **性别**：女 **年龄**：32 岁 **就诊日期**：2018－04－22

主诉：反复头痛 2 年余。

现病史：患者 2 年前出现头痛，呈间歇性发作，遇风时加重，畏寒肢冷，偶有反酸腹胀，无头晕，无发热，无恶心呕吐，无胸闷心慌，无腹痛腹泻等不适，当时未予重视，未予治疗。随后上述症状反复出现，遂至广州中医药大学第一附属医院门诊就诊。

既往史：否认高血压、糖尿病等病史。

过敏史：否认药物及食物过敏史。

体格检查（与疾病相关阳性体征内容）：心肺腹查体未见明显异常，四肢肌力正常，病理征（－），生理反射存在。

中医四诊：患者神清，精神可，头痛，呈间歇性发作，遇风时加重，畏寒肢冷，偶有反酸腹胀，纳一般，眠可，小便调，大便溏，月经规律，量少，色淡，无血块、痛经。

舌象：舌淡红，苔白腻。　　**脉象：**脉弦滑。

辅助检查：外院查颅脑 CT 未见异常。

中医诊断：内伤头痛病。　　**证候诊断：**脾虚寒凝证。

西医诊断：头痛查因疑为神经性头痛。

治法：健脾散寒，温经止痛。

处方：吴茱萸汤合苓桂术甘汤加减。吴茱萸 6 g，党参 15 g，大枣 30 g，生姜 10 g，茯苓 10 g，桂枝 10 g，白术 10 g，炙甘草 15 g，白芍 10 g，丹参 15 g，当归尾 15 g。共 7 剂，每日 1 剂，水煎至 200 mL，温服。

心得体会：

脾胃虚寒，清阳不能上荣清窍，故见头痛；脾胃虚寒，胃失和降，故见反酸腹胀；阳虚失温，故畏寒肢冷；脾虚不能运化水谷，故见大便溏；脾失运化，气血生化乏源，故月经量少、色淡。

方中吴茱萸、生姜既能温中祛寒，又能和胃降逆；党参益气健脾；大枣补中，合党参益脾气；茯苓、白术健脾祛湿，与党参、炙甘草，四药（四君子汤）共起健脾益气之效；桂枝温经散寒；白芍缓急止痛；丹参通经止痛；当归尾补血活血；炙甘草补中缓急。诸药合用，能起到散寒止痛的效果。

医案赏识 2

患者姓名：黎××　　**性别：**男　　**年龄：**65 岁　　**就诊日期：**2019－05－10

主诉：头痛 2 月余。

现病史：患者 2 个月前出现头痛，呈持续性，无头晕，无口角歪斜，无恶心呕吐，无肢体麻木、乏力，遂至外院就诊，经治疗后症状未见明显缓解。现患者为进一步治疗，遂至广州中医药大学第一附属医院门诊就诊。症见：患者头痛，伴畏寒，咳嗽，咯白色痰，易咯出，疲倦乏力，偶有烧心感，纳呆，眠可，二便可。

既往史：有高血压、腔隙性脑梗死、痛风性关节炎等病史。

过敏史：否认药物及食物过敏史。

体格检查（与疾病相关阳性体征内容）： 血压为145/80 mmHg，心率为61次/分，四肢肌力4+级，肌张力正常，病理征（-）。

中医四诊： 患者神清，精神一般，头痛，伴畏寒，咳嗽，咯白色痰，易咯出，疲倦乏力，偶有烧心感，纳呆，眠可，二便可。

舌象： 舌暗，苔白有裂痕。　**脉象：** 脉沉细。

辅助检查：

(1) 颅脑MR：①双侧放射冠区多发腔隙性脑梗死。②脑动脉硬化，右侧大脑后动脉P2段狭窄。③脑萎缩。④双侧海马轻度萎缩。

(2) 颈血管彩超：①双侧颈动脉硬化伴右侧颈总动脉窦部粥样斑块形成。②双侧椎动脉未见异常。③双颈内静脉血流畅。

中医诊断： 内伤头痛病。　**证候诊断：** 脾胃虚寒证。

西医诊断： ①腔隙性脑梗死。②右侧大脑后动脉狭窄。③脑动脉硬化。④颈动脉硬化伴斑块形成。⑤高血压。

治法： 补虚温中祛湿，健脾暖肝止痛。

处方： 吴苓汤（吴茱萸汤、苓桂术甘汤）合乌贝散加减。吴茱萸6 g，党参30 g，大枣30 g，熟附子10 g（先煎），桂枝15 g，白术10 g，甘草10 g，茯苓30 g，蔻仁10 g，鱼古15 g，浙贝母10 g，干姜10 g。共7剂，每日1剂，水煎至200 mL，温服。

心得体会：

患者久病体虚，脾胃虚弱，水湿失运，内蕴中焦，寒湿内生，清阳被扰，脾胃之浊阴循经上扰于头，故有头痛；浊阴上犯于肺，故可见咳嗽，咯白色痰；脾胃虚寒，阳虚失温，故畏寒；脾胃虚弱，水谷运化失司，可见纳呆，气血生化无源，故疲倦乏力。

方中吴茱萸味辛苦性热，温脾胃、暖肝祛寒；党参益气健脾；大枣甘平，合党参益脾气；茯苓健脾利水、渗湿化饮；桂枝温阳化气、平冲降逆；白术健脾燥湿，与茯苓合用，加强健脾祛湿之效；另加入蔻仁行气化湿；熟附子温阳祛散寒凝，干姜温中散寒，二者合用加强温阳散寒之效；鱼古、浙贝母（乌贝散）以制酸；甘草既能补中，又能调和诸药。

医案赏识 3

患者姓名：李××　　**性别：**女　　**年龄：**67岁　　**就诊日期：**2019－05－10

主诉：头痛1周。

现病史：患者1周前出现头痛，持续约10分钟，伴头晕，呈沉重感，视物模糊，休息稍可缓解，无天旋地转感，无恶心呕吐，无耳鸣、听力下降，无恶寒发热，无肢体乏力抽搐等不适，遂至广州中医药大学第一附属医院门诊就诊。

既往史：否认相关病史。

过敏史：否认药物及食物过敏史。

体格检查（与疾病相关阳性体征内容）：血压为115/70 mmHg，心率为62次/分，心肺腹查体未见明显异常，无双下肢水肿，四肢肌力、肌张力正常，病理征（－）。

中医四诊：患者神清，精神一般，头晕，头痛，呈沉重感，伴视物模糊，易疲倦，纳一般，眠稍差，二便调。

舌象：舌淡胖，苔白厚腻。　　**脉象：**脉滑细。

辅助检查：

（1）体检八项：血肌酐为75 μmol/L，血尿酸为420 μmol/L，谷草转氨酶为37 U/L，谷丙转氨酶为62 U/L。

（2）肝胆胰脾彩超：轻度脂肪肝，肝右叶囊肿，余未见明显异常。

中医诊断：内伤头痛。　　**证候诊断：**肝脾虚寒证。

西医诊断：①头痛查因疑为脑血管意外、颈椎病。②脂肪肝（轻度）。③高尿酸血症。

治法：温中化饮，行气化湿。

处方：吴苓汤（吴茱萸汤、苓桂术甘汤）合五皮饮加减。吴茱萸6 g，党参15 g，大枣30 g，生姜皮15 g，大腹皮15 g，茯苓皮30 g，桑白皮30 g，黄芪30 g，五加皮30 g，白术10 g，桂枝15 g，甘草10 g。共7剂，每日1剂，水煎至200 mL，温服。

心得体会：

患者脾胃虚弱，水湿失运，内蕴中焦，寒湿内生，脾胃浊阴循经上扰于头，故有头痛头晕；肝开窍于目，浊阴循肝经而上于目，故见视物模糊；脾胃虚弱，气血生化乏源，故疲倦。

方中吴茱萸温脾胃暖肝祛寒；党参益气健脾；大枣、甘草补中，合用党参益脾气；茯苓皮健脾利水、渗湿化饮；桂枝温阳化气；白术健脾燥湿，与茯苓皮合用，加强健脾祛湿之效；生姜皮解表散寒并能温中，大腹皮下气行水，五加皮祛湿、补肝肾，桑白皮肃降肺气，使水道通调以利水，黄芪益气健脾、运化水湿以利水，五药合用使体内水湿得以化解；甘草亦能调和诸药。

医案赏识 4

患者姓名：李×× **性别**：男 **年龄**：82岁 **就诊日期**：2019-10-10

主诉：反复头晕2年余，加重1个月。

现病史：患者2年前无明显诱因开始出现头晕伴枕部不适，呈包裹感，无伴天旋地转感，无头痛、眼震颤、恶心呕吐等。2017-07-07至当地卫生院查头颅CT平扫得出：①左侧半卵圆中心及双侧基底节区少量腔隙性脑梗死。②脑萎缩。③双侧颈内动脉颅内段钙化。④双侧外耳道稍高密度影。未予特殊处理。2年来，头晕症状反复，近一个月头晕加重，伴听力下降，现为求进一步诊治，遂至广州中医药大学第一附属医院门诊就诊，拟头晕查因收入院，症见：患者神清，精神可，暂未诉头晕，枕部不适，呈包裹感，活动时明显，平躺时缓解，偶见咳嗽少痰，左侧耳鸣伴听力下降，无发热恶寒，无头痛，无恶心呕吐，无胸闷心悸，无腹痛腹胀，无呼吸困难，纳眠可，二便调。近期体重未见明显异常。

既往史：左侧耳鸣伴听力下降，具体不详；发现高血压3年余，收缩压最高180 mmHg，具体诊治不详。否认肝炎、结核等传染病病史，否认冠心病、糖尿病等慢性疾病病史，否认手术、外伤史，否认输血史，预防接种史不详。

过敏史：否认食物及药物过敏史。

体格检查（与疾病相关阳性体征内容）：体温为36.6 ℃，脉搏为60次/分，呼吸为18次/分，血压为162/92 mmHg。叩诊清音，呼吸规整，双肺呼吸音粗，双侧肺底可闻及少许湿性啰音，无胸膜摩擦音。心腹查体未见明显异常。

中医四诊：患者神清，精神可，言语清晰，对答切题，发育正常，营养良好，正常面容。头晕，枕部不适，呈包裹感，活动时明显，偶咳嗽咯少许痰，左耳耳鸣伴听力下降，纳眠可，二便调。

舌象：舌淡，苔黄厚腻伴裂纹。　　**脉象：**脉弦滑。

中医诊断：眩晕，脾虚肝寒，清阳不升。

西医诊断：①腔隙性脑梗死。②高血压病3级（极高危）。③肺部感染（待排）。

治法：健脾化痰，温中升阳。

处方：吴茱萸汤加味。制吴茱萸6 g，大枣30 g，白术10 g，熟党参15 g，茯苓15 g，甘草5 g，生姜10 g，桂枝10 g，羌活10 g，葛根30 g，广升麻10 g，白芍10 g，竹茹15 g。共3剂，每日1剂，水煎至250 mL，餐后温服。

心得体会：

本例仍以吴茱萸汤为主方进行加减治疗。患者基础病较多，病史较长，病情复杂，抓住头晕、耳鸣为主证，根据四诊情况仍属脾虚肝寒，清阳不升。其中吴茱萸、生姜温中散寒；党参、白术、大枣益气健脾；茯苓健脾化痰；桂枝、白芍调和营血；羌活、葛根、广升麻升阳开窍；竹茹清热化痰；甘草调和诸药。

以上几个医案均用到吴茱萸汤，在吴朱萸汤里君药吴茱萸是最关键的药物。此药性热味辛苦，能散寒止痛、疏肝下气、燥湿止呕，为厥阴肝经之主药，用于厥阴头痛，寒疝腹痛，寒湿脚气，经行腹痛，脘腹胀痛，呕吐吞酸，五更泄泻。性虽大热，但在肝经郁火、胃气上逆的情况下亦可与苦寒泻火之黄连配伍和引经，起反佐的作用。本品辛热燥烈，能伤血动火，故血虚有火者不宜服。

吴茱萸，除了内服外，亦可外用治疗多种疾病。在广州中医药大学第一附属医院里使用的"安眠散"主药为吴茱萸，研末加醋，贴敷双涌泉穴，能起到安眠的作用，敷于中脘、神阙穴治疗胃痛、泄泻亦有较好的疗效。此外，国医大师邓铁涛自创的"邓老沐足降压方"里也用到吴茱萸，有很好的降压作用。吴茱萸外用之所以有这些神奇的功效主要是因为这药能够引气下行，能够引火下行，对于口腔溃疡、扁桃体炎甚至还有失眠、高血压等外用亦起到一定效果。

苓桂术甘汤

《伤寒论》第67条：伤寒，若吐若下后，心下逆满，气上冲胸，起则头眩，脉沉紧，发汗则动经，身为振振摇者，茯苓桂枝白术甘草汤主之。

茯苓（四两），桂枝（三两，去皮），白术，甘草（炙）各二两。

上四味，以水六升，煮取三升，去滓，分温三服。

《金匮要略·痰饮咳嗽病脉证并治第十二》：心下有痰饮，胸胁支满目眩，苓桂术甘汤主之。

《金匮要略·痰饮咳嗽病脉证并治第十二》：夫短气，有微饮，当从小便去之，苓桂术甘汤主之，肾气丸亦主之。

苓桂术甘汤出自《伤寒论》及《金匮要略》。原方用于治疗脾虚失运，痰饮内蓄之心下逆满，气上冲胸，起则头眩；或心下有痰饮，胸胁支满，目眩、短气等证。痰饮的形成主要是由于阳气不足，不能蒸水化气，导致聚液成痰。阳气不足，主要由于脾阳或肾阳不足，而苓桂术甘汤主证为脾阳不足。

陈镜合教授用此方主要治疗眩晕、咳嗽、肾病、肺心病等内科病症，证属中阳不足之痰饮病，此方有温化痰饮、健脾祛湿之功。正合张仲景“病痰饮者，当以温药和之”的治法。

医案赏识 1

患者姓名：翁×× 性别：女 年龄：56岁 就诊日期：2019-04-22

主诉：心悸伴咳嗽1周余。

现病史：患者平素容易感冒，1周前感冒后出现心悸，呈阵发性，夜间尤甚，易惊惕，偶有头晕，伴咳嗽，咯白色痰，无恶寒发热，无鼻塞流涕，无头痛，无胸闷气短，无腹痛腹泻等不适，遂至广州中医药大学第一附属医院门诊就诊。

既往史：有高血压、肾结石病史。

过敏史：否认药物及食物过敏史。

体格检查（与疾病相关阳性体征内容）：血压为155/90 mmHg，心率为103次/分，面色萎黄，双肺呼吸音粗，可闻及少许散在湿性啰音，心腹查体未见明显异常，无双下肢水肿。

中医四诊：患者神清，精神疲倦，面色萎黄，心悸，易惊惕，偶有头晕，伴咳嗽，咯白色痰，形寒肢冷，胃纳及睡眠一般，小便可，大便难解。

舌象：舌暗淡，苔白腻。　　**脉象：**脉弦滑。

辅助检查：

（1）肺部X光检查：双肺慢性支气管炎，主动脉硬化。

（2）ECG：①窦性心动过速。②T波改变。

（3）泌尿系统彩超：右肾呈弥漫性损伤改变，右肾内结石并肾盏扩张积液。

中医诊断：心悸病。　　**证候诊断：**水饮凌心证。

西医诊断：①心悸查因疑为窦性心动过速。②支气管炎。③高血压。④慢性肾功能不全。⑤肾结石伴积液。

治法：化气行水，宁心安神。

处方：苓桂术甘汤加味。茯苓10 g，桂枝10 g，白术10 g，炙甘草5 g，火麻仁30 g，大黄10 g（后下），枳实10 g，党参15 g，法半夏10 g，黄连10 g，升麻10 g，绵茵陈30 g。共7剂，每日1剂，水煎至200 mL，温服。

心得体会：

患者平素容易感冒，久病脾虚，脾失健运，气化不利，水湿内停。外邪袭表，引动体内水湿，水邪内停，上凌心肺，则致心悸；水饮内停，清阳不升，故见眩晕；水为阴邪，赖阳气化之，今阳虚不能化水，聚液成痰，故见咳嗽咯痰；脾虚失司，不能运化水谷，气血生化乏源，不能上荣肌肤，故见面色萎黄；脾虚所至内湿停滞，久而生热，无养气血，水湿不化，津液不得四布，宣降失调，内积于大肠，故见便秘、苔白腻。

方中茯苓健脾利水、渗湿化饮；桂枝温阳化气、平冲降逆；白术健脾燥湿，与茯苓合用，可加强健脾祛湿之效；火麻仁润肠通便；大黄泄热通腑；

枳实行气化湿，配合大黄、火麻仁以轻下热结；法半夏燥湿化痰；党参补中益气，配合术、苓、草、夏（陈夏六君子），补脾理气，运化水湿；黄连燥湿泻火；绵茵陈清热祛湿；升麻升清解表，配合大黄共奏升清降浊之功；炙甘草既能温补中阳、益气健脾，又能调和诸药。

医案赏识 2

患者姓名：古×× **性别**：男 **年龄**：79岁 **就诊日期**：2019-07-11

主诉：头晕3天。

现病史：患者于3天前无明显诱因感头晕，无视物旋转，无耳鸣，自测血压心率正常，昨晚头晕症状加重，伴冷汗出，行走不稳，四肢凉，双下肢痉挛，无意识丧失，家属予口服丹参滴丸后出现呕吐，眩晕症状持续约6小时。当日中午上述症状再发作一次，为求进一步治疗，遂至广州中医药大学第一附属医院就诊，门诊以“眩晕”收入院。入院症见：患者神清，精神一般，头晕，无意识丧失，无头痛，无冷汗出，无耳鸣，无视物旋转，胃纳、睡眠可，大便可，夜尿增多，近期体重无明显变化。

既往史：高血压病10余年，收缩压最高达180 mmHg，平素服用苯磺酸氨氯地平5 mg/qd，血压控制可；10余年前有前列腺炎病史；有Ⅰ度房室传导阻滞病史。否认肝炎、结核等传染病病史，否认冠心病、糖尿病等慢性疾病病史，否认手术、外伤史，否认输血史，预防接种史不详。

过敏史：对芒果过敏，表现为唇部红肿。否认其他食物及药物过敏史。

体格检查（与疾病相关阳性体征内容）：体温为36.5 ℃，脉搏为66次/分，呼吸为20次/分，血压为170/85 mmHg。神清。呼吸规整，双肺呼吸音清，未闻及干湿啰音。心律齐，未闻及杂音。腹软，无压痛、反跳痛，无下肢水肿。四肢肌力、肌张力正常，生理反射存在，病理征（-）。

中医四诊：患者神清，精神一般，体型中等，头晕，胃纳、睡眠可，大便正常，夜尿增多。

舌象：舌暗红，苔薄黄。 **脉象**：脉弦滑。

辅助检查：

（1）肺部X光检查：①气管右偏。②心影轻度增大，主动脉硬化。

（2）颅脑MR示：①脑白质变性。②老年性脑改变。③双侧筛窦炎。

(3) 脑部血管 MR 示：①脑动脉硬化。②右侧胚胎型大脑后动脉。

(4) 颈椎 MR 示：颈椎退行性改变并反弓畸形；C3/4 椎间盘膨出并左侧椎间孔型突出，左侧神经根受压；C4/5 椎间盘膨出并后中央型突出；C5/6 及 C6/7 椎间盘膨出，C5/6 层面椎管轻受压；C3 椎体终板炎（Modic Ⅲ型）。

中医诊断：眩晕。　　**证候诊断：**痰饮互结夹瘀。

西医诊断：①眩晕查因。②颈椎间盘突出。③高血压病 3 级（极高危）。④心律失常：Ⅰ度房室传导阻滞。⑤慢性前列腺炎。

治法：温阳化饮，活血定眩。

处方：苓桂术甘汤合吴茱萸汤加味。茯苓 20 g，桂枝 10 g，白术 10 g，炙甘草 5 g，制吴茱萸 6 g，熟党参 15 g，生姜 10 g，大枣 30 g，羌活 10 g，丹参 15 g，三七末 3 g（冲服），白芍 10 g。共 3 剂，每日 1 剂，水煎至 200 mL，温服。

心得体会：

方中吴茱萸散寒止痛；白芍缓急止痛；党参、白术、大枣健脾益气；生姜、桂枝温阳；羌活祛风祛湿；丹参、三七活血；茯苓利水；炙甘草调和诸药。

遣方用药中使用一味羌活，亦是陈镜合教授临证喜用的药物之一。羌活性辛温味苦，归膀胱、肾经，具有解表散寒、祛风胜湿、止痛的功效。常用于风寒感冒，风寒湿痹，项强筋急，骨节酸疼，风水浮肿，痈疽疮毒。《药性论》：“治贼风、失音不语，多痒血癞，手足不遂，口面歪斜，遍身顽痹。”陈镜合教授用羌活，多用于风寒感冒头痛者，而且多伴有头身困重、肢节酸痛等夹有湿邪的症状，用羌活效果较好，还常用于风湿痹痛、肩背酸痛等症，《黄帝内经》云“风能胜湿”亦为此理。此药用于腰以上的风寒湿痹，效果特别佳，遵循中医历代医家所云“腰以上痛用羌活，腰以下痛用独活”。

五苓散

《伤寒论》第71条：太阳病，发汗后，大汗出，胃中干，烦躁不得眠，欲得饮水者，少少与饮之，令胃气和则愈。若脉浮，小便不利，微热消渴者，五苓散主之。

猪苓（十八铢，去皮），泽泻（一两六铢），白术（十八铢），茯苓（十八铢），桂枝（半两，去皮）。

上五味，捣为散，以白饮和服方寸匕，日三服，多饮煖水，汗出愈，如法将息。

第72条：发汗已，脉浮数，烦渴者，五苓散主之。

第73条：伤寒汗出而渴者，五苓散主之。

第74条：中风发热，六七日不解而烦，有表里证，渴欲饮水，水入则吐者，名曰水逆，五苓散主之。

第244条：太阳病，寸缓关浮尺弱，其人发热汗出，复恶寒，不呕，但心下痞者，此以医下之也。如其不下者，病人不恶寒而渴者，此转属阳明也。小便数者，大便必硬，不更衣十日，无所苦也。渴欲饮水，少少与之，但以法救之。渴者，宜五苓散。

《金匮要略·痰饮咳嗽病脉证并治第十二》：假令瘦人脐下有悸，吐涎沫而颠眩，此水也，五苓散主之。

五苓散主要治疗因膀胱气化失常而见小便不利、烦渴、脉浮等病症，也就是医家常说的太阳蓄水证，此方有化气行水、和里解表的作用。在《金匮要略》里，则用于治疗痰饮病，表现为脐下动悸，吐涎沫而头眩，或短气而咳者。方中以泽泻为君药，具有利用渗湿、泻热化浊之效；白术健脾益气；茯苓、猪苓利水渗湿；桂枝通阳，助膀胱气化。医家一般认为，如果有表证，用桂枝；表证不明显，用肉桂更妥。

五苓散可用于湿邪停于下焦，引起膀胱气化不利的疾病，如结石、尿频；或是湿邪阻滞下焦胞宫的妇科疾病。五苓散在使用时虽以泌尿系统疾病为多，但不必拘泥于下焦病变，只要辨证准确，均可用之。例如当湿邪停于中焦为主时，胃失和降，如呃逆；而水邪上逆，蒙蔽清阳，可引起眩晕，亦可用之。陈镜合教授喜用此方治疗尿频、水肿、腹胀、眩晕等水旺饮多病症，临证之中用五苓散时不要在乎有无表证，关键在于体内有没有“水”，临证之时也不要局限于“太阳膀胱蓄水证”，应扩大诊疗思路，因水邪变动不居，上、中、下三焦均会涉及，若水旺饮多则可放心大胆用之。

医案赏识 1

患者姓名：冯×× **性别**：女 **年龄**：32 岁 **就诊日期**：2018-04-26

主诉：反复尿痛、尿频 3 年余。

现病史：患者 3 年前出现尿痛，呈隐痛，尿频，无尿急，无肉眼血尿，无双下肢水肿，遂至当地医院就诊，予治疗（具体不详）后症状好转。但随后症状仍反复出现，为进一步治疗，遂至广州中医药大学第一附属医院门诊就诊。现患者尿痛、尿频，无尿急，无肉眼血尿，无双下肢水肿，偶腰痛，嗳气，纳一般，眠稍差，大便干结。

既往史：有右肾先天性缺如病史。

过敏史：否认药物及食物过敏史。

体格检查（与疾病相关阳性体征内容）：右肾未触及，左肾区无叩击痛，下腹部无压痛、反跳痛。

中医四诊：患者神清，精神一般，诉尿痛、尿频，健忘，偶腰痛，嗳气，纳一般，眠稍差，大便干结，月经规律，色深，量少，有血块。

舌象：舌淡暗，苔黄腻。 **脉象**：脉细。

辅助检查：

（1）肝胆胰脾、双肾输尿管膀胱彩超：考虑右肾先天性缺如，余未见异常。

（2）心脏彩超：心脏彩超射血分数为 72%，二尖瓣前叶脱垂并关闭不全（轻微），三尖瓣关闭不全（轻度）。

中医诊断：淋证。 **证候诊断**：湿热瘀阻证。

西医诊断：①泌尿系统感染。②右肾先天性缺失。③二尖瓣前叶脱垂并关闭不全。

治法：利水渗湿，活血化瘀。

处方：五苓散合当归补血汤加减。茯苓 15 g，猪苓 15 g，白术 10 g，泽泻 15 g，桂枝 15 g，当归 15 g，黄芪 30 g，田七末 6 g（冲服），丹参 15 g，火麻仁 30 g，党参 15 g，砂仁 10 g（后下）。共 7 剂，每日 1 剂，水煎至 200 mL，温服。

心得体会：

患者先天禀赋不足，先天畸形，后天饮食不节，出现脾肾两虚，脾主运化，肾主水，脾虚失运，不能运化水谷，故大便干结；脾虚失运，水饮上犯，阻遏清阳，故健忘；脾肾两虚而水湿内盛，膀胱气化不利，蕴而化热，故小便不利，如《诸病源候论》所言："诸淋者，由肾虚而膀胱热故也。"湿热与血相搏，瘀血内阻，见月经色深，量少，有血块，即有"旧血不去，新血不生"。

方中茯苓、猪苓之淡渗，两者合用增强利水渗湿之力；白术、茯苓健脾以运化水湿；桂枝温阳化气以助利水；黄芪、党参补脾益气，以资化源，使气旺血生；当归养血和营；丹参、田七末活血化瘀，配合黄芪、党参、当归使"旧血得以而去，新血而始生"；砂仁理气化湿；火麻仁润肠通便。患者犯病日久，症状反复，属本虚标实，遣方用药，祛邪不忘扶正。

医案赏识 2

患者姓名：张×× **性别**：男 **年龄**：56 岁 **就诊日期**：2018－06－13

主诉：反复尿频、尿急 1 个月。

现病史：患者 1 个月前出现尿频、尿急，无尿痛，无血尿，每次尿量少，呈点滴不尽，偶有口干、咳嗽咯痰，无胸闷气喘，无恶寒发热，无头晕头痛，无腹痛腹泻等不适，未予重视，随后症状反复，现为求进一步治疗，遂至广州中医药大学第一附属医院门诊就诊。

既往史：有肺栓塞病史，目前规律服用华法林抗凝治疗。

过敏史：否认药物及食物过敏史。

体格检查（与疾病相关阳性体征内容）：血压为 150/80 mmHg，双肺呼吸音粗，未闻及明显干湿性啰音，心界扩大，心率约 84 次/分、律齐，各瓣膜听诊区未闻及明显杂音，腹软，全腹无压痛、反跳痛，肝肾区无叩击痛。

中医四诊：患者神清，精神尚可，尿频、尿急，无尿痛，无血尿，每次尿量少，呈点滴不尽，偶有口干、咳嗽咯痰，困倦乏力，气短，纳一般，眠差。

舌象：舌淡暗，苔白。　**脉象：**脉细。

辅助检查：凝血四项示国际标准化比值 2.31。

中医诊断：淋证。　**证候诊断：**脾虚湿困，水湿下注证。

西医诊断：①前列腺增生症。②泌尿系统感染。③高血压病。

治法：健脾利水，渗湿通淋。

处方：五苓散加减。茯苓 15 g，猪苓 10 g，泽泻 30 g，白术 30 g，桂枝 10 g，黄芪 30 g，党参 15 g，萆薢 30 g，法半夏 10 g，陈皮 10 g，甘草 5 g。共 7 剂，每日 1 剂，水煎至 200 mL，温服。

心得体会：

患者年过半百，脾肾虚弱，脾不运化，寒湿内盛，肾阳虚致气化障碍，水湿蓄于下焦而小便不利，出现尿频、尿急，点滴不尽；水湿下注难以承津液上行而口干；水湿停滞，肺宣降不得而气短、咳嗽咯痰；脾气虚弱，故困倦乏力。

方中泽泻利水渗湿；猪苓之淡渗，增强利水渗湿之力；泽泻、猪苓两药起到通利下焦水道之效。茯苓、白术健脾而运化水湿，以温蕴中焦。桂枝入膀胱温阳化气以利小便；桂枝配合白术使阳气升腾，以散上焦湿邪；萆薢利湿去浊；党参、黄芪益气健脾以化湿；法半夏燥湿健脾；陈皮理气健脾，燥湿化痰；甘草调和诸药。且方中党参、茯苓、白术、甘草（四君子汤）四药合用能加强益气健脾，以增健脾化湿之效。

遣方中用到萆薢亦是陈镜合教授喜用的药物之一。此药性平味苦，归肾经、胃经，利湿浊，祛风湿。本品苦能泄降，平而不偏，入肝、胃与膀胱经。既除下焦之湿而分清祛浊，为治膏淋、白浊及湿盛带下之要药，又能祛筋骨、肌肉之风湿而通痹止痛，为治风湿痹痛之佳品。陈镜合教授临证上用于风湿阻络所致腰脊疼痛、冷风麻痹、腰脚瘫痪不遂、手足凉掣及湿浊下注之小便白浊等病症。

真武汤

《伤寒论》第82条：太阳病发汗，汗出不解，其人仍发热，心下悸，头眩，身瞤动，振振欲擗地者，真武汤主之。

茯苓，芍药，生姜（切）各三两，白术（二两），附子（一枚，炮，去皮，破八片）。

上五味，以水八升，煮取三升，去滓，温服七合，日三服。

第316条：少阴病，二三日不已，至四五日，腹痛，小便不利，四肢沉重疼痛，自下利者，此为有水气。其人或咳，或小便利，或下利，或呕者，真武汤主之。

茯苓（三两），芍药（三两），白术（二两），生姜（三两，切），附子（一枚，炮，去皮，破八片）。

上五味，以水八升，煮取三升，去渣，温服七合，日三服。

若咳者，加五味子半升、细辛一两、干姜一两；若小便利者，去茯苓；若下利者，去芍药，加干姜二两；若呕者，去附子，加生姜，足前为半斤。

《伤寒论·太阳病篇》《伤寒论·少阴病篇》均有真武汤证，病机相同，但病因不同。前者为太阳病，汗不如法，即发汗太过损伤肾阳，致肾阳虚衰，寒水泛滥；后者为少阴肾阳虚衰，致寒水泛滥。真武汤温阳利水，临证运用真武汤时，首先，不必刻意求病因来路，但要紧扣其阳虚水泛这一特定病机；其次，要了解清楚水饮邪气特性：四处泛滥，从下到上，由内至外，或上射于肺，或上凌于心，或上攻于胃，或上泛清窍，或外溢肌肤，或蓄于膀胱，无处不到。故现代医家把真武汤广泛运用于心血管系统、呼吸系统、泌尿系统、神经系统等，方中以附子温壮肾阳；白术、茯苓健脾燥湿利水，补土制水；生姜温肾散水气，芍药活血脉和阴，制姜附之燥。真武汤的加减法较多，亦属张仲景临证经验，颇能指导临床实践。

医案赏识

患者姓名：汪××　　**性别**：女　　**年龄**：72岁　　**就诊日期**：2018-05-10

主诉：小便困难1月，伴双下肢水肿1周。

现病史：患者1个月前出现晨起小便困难，无尿频、尿急、尿痛，无肉眼血尿，无腰痛，无胸闷气喘等不适，未予重视。随后症状反复出现，1周前出现双下肢水肿，按之凹陷，局部无发热疼痛，无眼睑水肿，无恶寒发热，为进一步治疗，遂至广州中医药大学第一附属医院门诊就诊。现患者小便困难，双下肢水肿，胃纳及睡眠不佳，大便可。

既往史：否认相关病史。

过敏史：否认药物及食物过敏史。

体格检查（与疾病相关阳性体征内容）：四肢冰冷，双肾区无叩击痛，双下肢凹陷性水肿。

中医四诊：患者神清，精神一般，诉晨起小便困难，双下肢水肿，四肢冰冷，无尿频、尿急、尿痛，无肉眼血尿，无腰痛，无恶寒发热，无胸闷气喘等不适，胃纳及睡眠不佳，大便可。

舌象：舌淡胖，苔白。　　**脉象**：脉沉细。

辅助检查：无。

中医诊断：水肿。　　**证候诊断**：脾肾阳虚证。

西医诊断：水肿查因疑为肾功能衰竭。

治法：温阳利水消肿。

处方：真武汤合五皮饮加减。熟附子10 g，干姜10 g，白术10 g，白芍10 g，茯苓皮30 g，桑白皮30 g，大腹皮15 g，陈皮15 g，黄芪30 g，当归15 g，川芎10 g，五加皮20 g。共7剂，每日1剂，水煎至200 mL，温服。

心得体会：

患者起始以小便不利，结合患者舌脉，考虑为脾气不升，肾阳衰惫，导致膀胱气化无权。脾属土，肾属水，土克水，而当脾阳虚，则土不能克水，水湿难以运化，加之肾阳虚，水不能化气，而致水湿内停，出现小便不利，而导致水湿泛溢于四肢，则肢体水肿，脾肾阳虚，气血输布不畅，不能温养四肢，出现四肢冰冷。

方中熟附子辛甘性热，用之温肾助阳，化气行水，兼暖脾土，以温运水湿；茯苓皮利水渗湿，使水邪从小便去；白术健脾燥湿；干姜温中化饮，助熟附子温阳散寒，又合苓、术宣散水湿；白芍利小便以行水气，防熟附子燥热伤阴；陈皮理气健脾，黄芪健脾益气化湿，配合茯苓皮，三者健脾渗湿，使气行脾健，水湿自化；桑白皮肃降肺气，使水道通调；大腹皮消胀化湿；五加皮行气活血祛湿；当归、川芎活血温经通络。临证对于水肿、气喘、小便不利等症状，证属阳虚水泛者，陈镜合教授常用真武汤合五皮饮加减施治，效果好。对于危急重的患者要查明病因，明确诊断，综合治疗。

遣方中用到黄芪也是陈镜合教授临证常用的药物之一。黄芪的药用迄今已有2 000多年的历史，它被誉为“补气补脾诸药之最”，论补气良品，黄芪当属第一。《黄帝内经》云：“正气存内，邪不可干。”补气可以御邪，黄芪作为温和的补气佳品，作为食疗也深得人们的喜爱。黄芪味甘性微温，有益气升阳、固表敛汗、托毒生肌、利水消肿的作用。黄芪作为温和而安全的补气药，常规用量15～30 g，如果用于急危重症抢救时可用至100 g。

理中汤

《伤寒论》第163条：太阳病，外证未除，而数下之，遂协热而利，利下不止，心下痞硬，表里不解者，桂枝人参汤主之。

桂枝（四两，别切），甘草（四两，炙），白术（三两），人参（三两），干姜（三两）。

上五味，以水九升，先煮四味，取五升，内桂，更煮取三升，去滓，温服一升，日再夜一服。

第386条：霍乱，头痛发热，身疼痛，热多欲饮水者，五苓散主之；寒多不用水者，理中丸主之。

第396条：大病差后，喜唾，久不了了，胸上有寒，当以丸药温之，宜理中丸。

人参，白术，甘草（炙），干姜（各三两）。

上四味，捣筛，蜜和为丸，如鸡子黄许，以沸汤数合，和一丸，研碎，温服之，日三服。

《金匮要略·胸痹心痛短气病脉证治第九》：胸痹，心中痞气，气结在胸，胸满，胁下逆抢心，枳实薤白桂枝汤主之；人参汤亦主之。

理中丸出自《伤寒杂病论》，理中者，理中焦也。此证的病机是中焦脾胃不和，升降无权，清浊相混，故上吐下痢因之而作。《黄帝内经》曰："脾欲缓，急食甘以缓之，用甘补之。"人参、白术、甘草之甘以缓脾气调中。寒淫所胜，平以辛热，姜之辛以温胃散寒，共奏健脾胃、散寒湿之功。从《伤寒论》条文来看，本方一方面为太阴虚寒证的代表方，又是温中法代表方，另一方面又为吐痢急剧的霍乱证的重要治疗方药。主治脾胃虚寒，自痢不渴、呕吐腹痛、不欲饮食、中寒霍乱、阳虚失血、胸痹虚证、病后喜唾、小儿慢惊等证。

理中丸在《伤寒论》里是丸剂，也可以是汤剂，在《金匮要略》里叫人参汤，治疗胸痹证，其证为"胸痹，心中痞气，气结在胸，胸满，胁下逆抢心，枳实薤白桂枝汤主之；人参汤亦主之"。除喘息咳唾、胸背疼痛之外，又见心中痞，胸满，胁下气逆冲胸，此时，若阳气未虚，宜枳实薤白桂枝汤治疗；若上述症状与四肢厥冷、倦怠少气、脉沉弱等阳虚之象俱见，应舍标治本，改用人参汤（即理中汤），补中助阳，阳气振复，则阴邪自散。细观药物组成，药物没有变，而是两者的君药变了。理中丸治疗中焦虚寒，故以干姜为君药。人参汤治疗胸痹，由于心阳不足，有虚有实，实证就用枳实薤白桂枝汤，虚证就用人参汤。因为要补气，温心阳，故人参汤是以人参为君药。

桂枝人参汤即理中汤原方甘草增为四两，再加桂枝四两组成，亦可认为是理中汤与桂枝甘草汤的合方。此汤证的病机是里虚寒，外表热，此时病势重点在里虚寒，故以理中汤治脘痞下痢，桂枝一味配甘草通阳和表，又协同理中汤，增强温中的力量。由于组方君药的改变及药量的调整，治疗的病因病机也随之变化，这也体现出经方的魅力所在。

医案赏识 1

患者姓名：李×× **性别**：女 **年龄**：69岁 **就诊日期**：2018-05-24

主诉：反复咳嗽咯痰3年余。

现病史：患者平素容易感冒，3年前出现咳嗽，咯白稠痰，每遇冬季加重，咽痒，咳甚时伴有胸闷痛，偶有畏寒肢冷，无发热，无咯血，无鼻塞流涕，无气喘，无腹痛腹泻等不适，曾多次在广州中医药大学第一附属医院及外院接受抗感染、止咳化痰等对症治疗（具体不详）后，症状稍有好转，但随后反复发作，为进一步治疗，再次至广州中医药大学第一附属医院门诊就诊。

既往史：有咽炎病史，否认其他病史。

过敏史：否认药物及食物过敏史。

体格检查（与疾病相关阳性体征内容）：咽充血，双侧扁桃体未见明显肿大，双肺呼吸音粗，未闻及明显干湿性啰音。

中医四诊：患者平素容易感冒，咳嗽，咯白稠痰，每遇冬季加重，咽痒，咳甚时伴有胸闷痛，偶有畏寒肢冷，纳眠可，二便调。

舌象：舌淡胖，苔薄白。 **脉象**：脉细。

辅助检查：无。

中医诊断：咳嗽病。 **证候诊断**：脾肺虚寒证。

西医诊断：①咳嗽查因疑为支气管炎。②慢性咽炎。

治法：温中散寒，止咳化痰。

处方：附桂理中丸合甘桔汤加减。党参15 g，白术10 g，干姜10 g，炙甘草15 g，五味子10 g，肉桂5 g，细辛3 g，桔梗30 g，熟附子10 g（先煎）。共7剂，每日1剂，水煎至200 mL，温服。

心得体会：

患者平素体虚，复感寒邪，邪犯肺卫，故见咽痒、咳嗽；肺失宣降，肺气不得宣发，气机不畅，故见胸闷痛；肺金不足，子病犯母，故脾土虚，脾失运化，脾为生痰之源，故见咯痰；肺脾虚，久而耗阳，故见畏寒肢冷。

方中党参益气健脾，温升清阳，以温肺；白术甘温化湿以健脾化痰；党参与白术两药培土生金；干姜温中散寒，以温脾；加肉桂、熟附子补阳助火，祛散寒邪；五味子收敛肺气以止咳；细辛温肺化饮，加强祛寒之效；桔梗止咳祛痰并引诸药入肺经，配合甘草润肺缓急，止咳平喘。

陈镜合教授常言，咳嗽是临床上常见的疾病或症状之一，临证上不要一见到咳嗽咯痰就认为是“炎症”，用清热解毒之法，一派寒凉之药，有时却适得其反。临证上须审查病机，四诊合参，分清寒热虚实，方为治疗咳嗽之要诀。

医案赏识 2

患者姓名：吴××　**性别：**女　**年龄：**49岁　**就诊日期：**2017-06-08

主诉：剑突下疼痛1月余。

现病史：患者1个月前出现剑突下疼痛，呈隐痛，多为夜间发作，伴反酸、恶心欲吐，偶有腰背酸痛，无恶寒发热，无头晕头痛，无咳嗽咯痰，无胸闷气促，无腹胀腹泻等不适，未予重视，随后症状反复出现，现为求治疗来广州中医药大学第一附属医院门诊就诊。

既往史：否认相关病史。

过敏史：否认药物及食物过敏史。

体格检查（与疾病相关阳性体征内容）：腹平软，上腹部稍有压痛、无反跳痛，肝、脾肋下未扪及肿大，Murphy's 征（-），肝肾区无叩击痛，肠鸣音正常。

中医四诊：患者神清，精神尚可，喜食生冷之品，剑突下隐痛，多为夜间发作，伴反酸、恶心欲吐，偶有腰背酸痛，无恶寒发热，无头晕头痛，无咳嗽咯痰，无胸闷气促，无腹胀腹泻等不适，纳呆，眠一般，小便可，大便溏。

舌象：舌淡红，苔白。　**脉象：**脉细滑。

辅助检查：无。

中医诊断：胃脘痛病。　**证候诊断：**脾胃虚寒证。

西医诊断：慢性胃炎。

治法：健脾温中，散寒止痛。

处方：丁蔻理中丸合乌贝散加减。丁香5 g（后下），蔻仁10 g（后下），党参15 g，干姜10 g，白术10 g，肉桂5 g，鱼古15 g，浙贝母10 g，炙甘草5 g。共7剂，每日1剂，水煎至200 mL，温服。

建议完善胃镜等检查。

心得体会：

患者喜嗜进食生冷之品，寒邪伤阳，脾阳受损，寒凝气滞，不通则痛，故剑突下疼痛；脾阳虚，运化失调，肾精充养不足，故偶有腰背酸痛；气滞不疏，脾胃升降失调，气逆而上，故见反酸、恶心。

方中丁香温中降逆、温肾助阳，蔻仁温中行气化湿，干姜温阳散寒、扶阳抑阴，三者合用增强温中散寒之效；党参补气健脾；白术健脾燥湿；甘草补中和胃；肉桂温中补肾、散寒止痛，配合乌贝散（鱼古、浙贝母）以制酸止痛、加强止痛之效。

陈镜合教授言，脾胃虚寒之胃脘痛临床上常见，多与患者体质及饮食、生活习惯关系密切，多用温中散寒之法，临证常用丁蔻理中汤加味，多获良效。

医案赏识 3

患者姓名：徐×× **性别**：男 **年龄**：56岁 **就诊日期**：2019-01-24

主诉：头晕伴疲倦乏力1月余。

现病史：患者于1个月前无明显诱因感头晕，体位改变时发作，持续1~2分钟后可自行缓解，偶有左侧头部刺痛感，休息后可缓解，有视物模糊，自觉疲倦乏力、无天旋地转、无恶心呕吐、无恶寒发热等症状，于2018年12月12—29日在广州中医药大学第一附属医院住院治疗，诊断为“慢性肾功能衰竭 肾性贫血”，经治疗后症状好转出院。现症见：时有头晕，体位改变时发作，持续1~2分钟，有视物模糊，疲倦乏力，无天旋地转、恶心呕吐、视物黑朦等症，时有咳嗽咯痰，偶有打喷嚏、流鼻涕，双下肢乏力，进食后胃胀，无胃痛，无胸闷心悸、腹痛腹泻、恶寒发热等不适，纳差，眠差，入睡困难，多梦易醒，大便调，夜尿频数，4~5次/晚。近1月体重下降约5 kg。

既往史：有胃局部切除术、前列腺增生、高血压、糖尿病、脑梗死后遗症病史。

过敏史：磺胺类药物过敏，否认食物过敏史。

体格检查（与疾病相关阳性体征内容）：体温为36 ℃，脉搏为78次/分，呼吸为18次/分，血压为150/60 mmHg。贫血貌。双肺呼吸音稍粗，双侧肺闻及少许散在细湿性啰音，无胸膜摩擦音。

中医四诊：神清，精神疲倦，面色苍白，言语低微，头晕乏力，纳差，眠差，入睡困难，多梦易醒，大便调，夜尿频数，4～5次/晚。

舌象：舌淡，边有齿印，苔白稍厚。　　**脉象**：脉细弱。

辅助检查：

2018－12彩超示：①肝囊肿。②脂肪肝（轻度）。③胆囊多发结石。④双侧颈动脉内—中膜不均匀增厚伴斑块（多发）。考虑左侧颈内动脉狭窄（70%～99%）。考虑双侧颈外动脉、右侧颈内动脉狭窄（50%～69%）。

中医诊断：虚劳。　　**证候诊断**：脾肾阳虚证。

西医诊断：①慢性肾衰竭，肾性贫血。②高血压病3级（极高危）。③高血压性心脏病。④2型糖尿病。⑤脑梗死后遗症。⑥前列腺增生。⑦颈动脉狭窄。⑧肝囊肿。⑨脂肪肝（轻度）。⑩胆囊多发结石。

治法：温补脾肾，行气定眩。

处方：附桂理中汤加味。熟党参30 g，白术10 g，干姜10 g，炙甘草5 g，陈皮10 g，川芎15 g，肉桂5 g，熟附子10 g（先煎），当归10 g，姜厚朴10 g。共3剂，每日1剂，水煎至200 mL，饭后温服。

复诊：3天后查房，患者症状有所好转，仍有咽干、口苦等症状，考虑药物偏温，故在原方基础上，加用生地黄15 g，再进3剂。

心得体会：

患者目前疲倦伴乏力，头晕，结合舌脉提示脾肾阳虚，阳虚不能运化水湿，水湿内郁之象，方拟附桂理中汤加行气之药。方中熟附子、肉桂、干姜温肾助阳，温中散寒；熟党参补气健脾；白术健脾燥湿；陈皮理气健脾；姜厚朴健胃燥湿除胀；川芎行气止眩；当归活血补血止痛；炙甘草调和诸药。

对于慢性肾病、肾功能衰竭的患者，中医治疗多为从脾肾入手治疗，兼顾阴阳虚实，临证多见阳虚为主，但治疗上如果温阳药物把握不好，容易导致温阳太过，故适当加用养阴之药，从而达到"阴中求阳"之效。肾病终末期，病因病机较复杂，患者常出现的头晕、水肿、疲倦乏力的症状，究其原因多为阳虚引起，定位脾、肾，先天、后天之本均有所损，故陈镜合教授用附桂理中汤，脾肾同治。

麻杏甘石汤

《伤寒论》第63条：发汗后，不可更行桂枝汤，汗出而喘，无大热者，可与麻黄杏仁甘草石膏汤。

麻黄（四两，去节），杏仁（五十个，去皮尖），甘草（二两，炙），石膏（半斤，碎，绵裹）。

上四味，以水七升，煮麻黄，减二升，去上沫，内诸药，煮取二升，去滓，温服一升。

麻杏甘石汤出自《伤寒论》，有辛凉宣泄、清肺平喘之功。用于外感风热，或风寒郁而化热，热壅于肺，而见咳嗽、气急、鼻煽、口渴、高热不退，舌红苔白或黄，脉滑数者。

风热袭表，表邪不解而入里，或风寒之邪郁而化热入里，邪热充斥风外，故身热不解、汗出、口渴、苔黄、脉数；热壅于肺，肺失宣降，故咳逆气急，甚则鼻翼翕动。如果表邪未尽，可在卫气被郁，毛窍闭塞而无汗；苔薄白，脉浮亦是表邪未尽之征。

现代医家运用麻杏甘石汤治疗肺炎、支气管炎、百日咳等，都是针对其病位在“肺”，其病性为“热”，取本方之清宣肺热之功。此外，肺开窍于鼻，故还可治疗慢性鼻炎、鼻窦炎等，因肺合皮毛及肌表为营卫循行之地，故荨麻疹、湿疹等皮肤类疾病同样可获得良效。常用本方配伍鱼腥草、黄芩、瓜蒌皮、浙贝母等，可治疗急慢性支气管炎、肺炎以及麻疹合并肺炎。

医案赏识 1

患者姓名：岳×× 性别：男 年龄：50岁 就诊日期：2018-06-14

主诉：右足大趾疼痛1周余。

现病史：患者1周余前因进食海鲜后出现右足大趾疼痛，局部红肿、发热，无破溃渗液，行走不便，无畏寒，无头晕头痛，无咽痛，无咳嗽咯痰，无胸闷胸痛，无腹痛腹泻等不适，现为进一步治疗，遂至广州中医药大学第一附属医院门诊就诊。

既往史：有脂肪肝、高尿酸血症多年。

过敏史：否认药物及食物过敏史。

体格检查（与疾病相关阳性体征内容）：生命体征平稳，双肺呼吸音清，未闻及明显干湿性啰音，心律齐，各瓣膜听诊区未闻及明显杂音，腹软，全腹无压痛、反跳痛，肝肾区无叩击痛，肠鸣音正常。右足大趾局部肤温升高、红肿，压痛明显，活动受限。

中医四诊：患者神清，精神尚可，右足大趾疼痛，局部红肿、发热，无破溃渗液，行走不便，无畏寒，无头晕头痛，无咽痛，无咳嗽咯痰，无胸闷胸痛，无腹痛腹泻等不适，纳眠可，二便调。

舌象：舌红，苔黄腻。　**脉象**：脉弦滑。

辅助检查：血尿酸为487 μmol/L。

中医诊断：白虎历节病。　**证候诊断**：湿热痹阻证。

西医诊断：①痛风性关节炎。②脂肪肝。

治法：清热利湿，通络止痛。

处方：麻杏甘石汤合四妙散加减。麻黄10 g，杏仁10 g，石膏30 g，甘草5 g，苍术10 g，薏苡仁30 g，牛膝30 g，黄柏10 g，黄芪30 g，桑枝30 g。共7剂，每日1剂，水煎至200 mL，温服。

别嘌醇缓释胶囊1粒/次，一日一次。

复诊：2018-06-24患者右足大趾疼痛明显减轻，行走尚可。舌红，苔微黄腻，脉弦滑。守原方加茯苓，加强健脾祛湿利水之效。

心得体会：

麻杏甘石汤常治疗咳、痰、喘等病症，缘何能治疗痛风发作呢？细细体会，患者嗜海鲜等肥甘厚腻之品，脾胃受损，湿邪入里化热，内有蕴热，湿热交蒸，故见疼痛，局部红肿、发热等，此病发作既有外邪因素，也有内热因素。方中麻黄通散腠理水湿壅滞之能，可以祛外邪；石膏辛凉清热，清而兼透，得麻黄之辛散，宣散清透腠理水湿壅滞。二药一里一外，一温一寒，以达祛邪清热止痛之功。除了这两味主药外，还配合杏仁宣肺卫之表，甘草缓峻护正，兼和诸药。此外，方中薏苡仁有除脓水蓄积之能，治湿热之筋急拘挛，兼能运脾化湿，与麻黄、杏仁、甘草合用（亦有麻杏苡甘汤之意），具有开发腠理、疏通壅滞之效，驱逐关节之湿滞；再配合苍术燥湿健脾除湿邪；黄柏除下焦湿热；牛膝补肝肾兼领诸药之力以直入下焦（亦有四妙散之意）；再配上黄芪益气健脾；桑枝祛湿通络。诸方诸药配合，共奏清热利湿，通络止痛之功。

《伤寒杂病论》是治疗疑难病的专书，“有是证，用是方”是《伤寒杂病论》的一大特色。本病的治疗，也充分体现了“有是证，用是方”的精髓所在，也是解决临床疑难问题的关键。

小青龙汤

《伤寒论》第40条：伤寒表不解，心下有水气，干呕，发热而咳，或渴，或利，或噎，或小便不利、少腹满，或喘者，小青龙汤主之。

麻黄（去节），芍药，细辛，干姜，甘草（炙），桂枝（去皮）各三两，五味子（半升），半夏（半升，洗）。

上八味，以水一斗，先煮麻黄，减二升，去上沫，内诸药，煮取三升，去滓，温服一升。若渴，去半夏，加栝楼根三两；若微利，去麻黄，加荛花，如一鸡子，熬令赤色；若噎者，去麻黄，加附子一枚，炮；若小便不利、少腹满者，去麻黄，加茯苓四两；若喘，去麻黄，加杏仁半升，去皮尖。且荛花不治利，麻黄主喘，今此语反之，疑非仲景意。

第41条：伤寒，心下有水气，咳而微喘，发热不渴。服汤已渴者，此寒去欲解也。小青龙汤主之。

《金匮要略·痰饮咳嗽病脉证并治第十二》：病溢饮者，当发其汗，大青龙汤主之；小青龙汤亦主之。

小青龙汤是治疗外寒引动内饮，以咳、喘、呕为特征的病证，有解表温，化里饮之功。小青龙汤系麻黄汤的类方，由麻黄、桂枝、白芍、半夏、细辛、干姜、五味子、炙甘草组成。恶寒发热、干呕、咳嗽、气喘是它的适应证，其中咳、呕、气喘为主证。发病原因是外感之邪引动原有在里之水饮，表里合邪而偏于里。里饮是因脾胃运化水湿功能减弱而产生。咳嗽因寒饮所致肺失宣发，痰涎亦随之增多，咳甚则气喘，气喘是正气无力抵抗的表现。痰涎增多，说明脾胃运化水湿功能因受邪后进一步减弱，小青龙汤侧重于温散里饮。

陈镜合教授认为，首先，小青龙汤证病机为外寒内饮，以内饮为主，病位在肺，病性为寒饮，所以不论有无表寒证均可使用；其次，掌握饮邪的性质流窜不定、身体各部无处不到，如胸、胁、下焦、肌肤、关节等；再次，依据本方重在温化寒饮之功，故有运用之广、疗效之著，临床上常用之。

医案赏识

患者姓名：李××　　**性别**：女　　**年龄**：76岁　　**就诊日期**：2017-04-22

主诉：咳嗽咯痰3月余。

现病史：患者3个月前受寒后出现咳嗽，咯白黏痰，咳甚时气促，伴咽痒不适，稍恶寒，无咯血，无心悸，无胸闷胸痛，无端坐呼吸，无夜间阵发性呼吸困难，无发热等不适，曾于外院就诊，诊断为慢性支气管炎，经治疗后，咳嗽症状仍反复，性质同前。现为求中药治疗，遂至广州中医药大学第一附属医院门诊就诊。

既往史：否认相关病史及烟酒史。

过敏史：否认药物及食物过敏史。

体格检查（与疾病相关阳性体征内容）：咽部稍充血，双侧扁桃体Ⅰ度肿大，双肺呼吸音粗，未闻及明显干湿性啰音，心腹查体未见明显异常。

中医四诊：患者神清，精神一般，咳嗽，咯白黏痰，咳甚时气促，伴咽痒不适，恶寒，纳呆，眠一般，二便调。已绝经。

舌象：舌淡红，苔白厚。　　**脉象**：脉弦滑。

辅助检查：无。

中医诊断：咳嗽病。　　**证候诊断**：风寒客表，水饮内停证。

西医诊断：慢性支气管炎。

治法：解表散寒，温肺化饮。

处方：小青龙汤加减。炙麻黄10 g，肉桂5 g，白芍10 g，干姜10 g，细辛3 g，五味子10 g，甘草5 g，熟附子10 g（先煎），党参15 g。共7剂，每日1剂，水煎至200 mL，温服。

心得体会：

患者外感寒邪，寒邪壅肺，久病失治，损伤脾阳，运化失司，水湿聚而成痰，痰饮以犯肺，故咳嗽咯痰，里外合邪，夹攻于肺，肺气上逆，故气促。

方中炙麻黄辛温解表，宣肺平喘，兼以利水化饮；肉桂不仅助麻黄解表散寒，而且通阳化饮降逆；细辛、干姜散寒宣肺，温化水饮；五味子敛肺止咳，防麻黄发散太过，耗伤肺气；白芍酸寒益阴，配肉桂以调和营卫，又可防诸药辛温发散，耗伤阴血；熟附子助阳补火以散寒；党参健脾益气化痰；甘草益气和中，调和诸药。此方为解表涤饮剂，但重在涤饮，故张仲景以“小青龙”为名。

酸枣仁汤

《金匮要略·血痹虚劳病脉证并治第六》：虚劳虚烦不得眠，酸枣仁汤主之。

酸枣仁汤是一个治疗虚烦不眠证的经典方剂，主要功效为养血安神，清热除烦。主治肝血不足，虚热内扰之证。表现为虚烦失眠、心悸不安、头目眩晕、咽干口燥、舌红、脉弦细等症状。方中重用酸枣仁，此药味酸色赤，入心、肝二经，补肝阴、养心神；配伍知母滋阴降火、润燥除烦；茯苓健脾宁心，助酸枣仁安神之功；川芎辛温芳香，性善走散，开气郁、行气活血、条达肝气，与酸枣仁相伍，一酸收，一辛散，相反相成，养血调肝，疏肝气，安心神；甘草味甘性平，既可补益中气，助气血生化之源，又能缓肝急，与酸枣仁酸甘合化，养肝阴，敛浮阳，还可缓川芎之辛燥，防其疏肝泄气。

酸枣仁汤治疗的失眠，是什么证型的呢？就是血虚导致的失眠。主要症状有虚烦失眠、心悸不安、头晕目眩、咽干口燥、舌红、脉弦细等。临床上常用于产妇失眠，大病过后的失眠，思虑过重后的失眠等。除此之外，本方还能治疗虚劳引起的嗜眠状态，有研究表明，本方可以通过调节整体功能达到改善睡眠，有双向调节作用。本方为治肝血不足、血不养心所致的虚劳虚烦不得眠代表方，是临床上使用频率较高的经方。

虚烦不得眠，也是神经衰弱的证候之一，陈镜合教授喜欢用此方与百合地黄汤合用，治疗精神障碍性疼痛。对于失眠的治疗，陈镜合教授在本方的基础上会加用龙骨和牡蛎。龙骨和牡蛎都有镇静安神、平肝潜阳的作用，尤其是对于虚烦伴有肝气郁滞导致的失眠，效果很好。

医案赏识

患者姓名：吴××　　**性别：**男　　**年龄：**36岁　　**就诊日期：**2018-12-13

主诉：失眠10余天。

现病史：患者10多天前因工作不顺出现入睡困难，易醒多梦，头晕，注意力不集中，全身疲倦，每日入睡4~5小时，伴胃脘部灼烧感，偶有反酸、嗳气，无恶寒发热，无头痛，无心悸胸闷，无腹痛腹泻等不适，遂至广州中医药大学第一附属医院门诊就诊。

既往史：既往有重度脂肪肝病史。

过敏史：否认药物及食物过敏史。

体格检查（与疾病相关阳性体征内容）：胃脘部无压痛、反跳痛，心肺查体未见明显异常。

中医四诊：患者神清，精神疲倦，失眠，易醒多梦，头晕，注意力不集中，伴胃脘部灼烧感，偶有反酸、嗳气，纳可，大便溏。

舌象：舌淡，苔薄黄。　　**脉象：**脉细。

辅助检查：外院肝胆脾胰彩超示重度脂肪肝，余未见明显异常。

中医诊断：不寐病。　　**证候诊断：**心肝血虚证。

西医诊断：①睡眠障碍。②重度脂肪肝。

治法：养血安神，清热除烦。

处方：酸枣仁汤加减。酸枣仁20 g，川芎10 g，茯苓10 g，知母10 g，夜交藤30 g，白芍10 g，大枣20 g，甘草5 g，砂仁10 g（后下），龙骨30 g（先煎），牡蛎30 g（先煎）。共7剂，每日1剂，水煎至200 mL，睡前温服。

心得体会：

《金匮要略·血痹虚劳病脉证并治第六》云："虚劳虚烦不得眠，酸枣仁汤主之。"从条文中可见不得眠是源自"虚"。人卧则血归于肝，今肝血亏虚，血虚则内热，内热扰心则烦，因而条文说虚劳虚烦，可见“虚”是酸枣仁汤证的病机所在。

方中酸枣仁养心益肝，安神定志；茯苓助酸枣仁安神；知母清热除烦，以折亢阳；龙骨、牡蛎潜阳安神；川芎调肝血、疏肝气；夜交藤平肝熄风；另外患者胃脘部不适，亦可引起不寐，《黄帝内经》有“胃不和则卧不安”之说，遂加白芍增强养血补肝之功，亦能缓解胃脘部不适，配合砂仁以防滋腻碍胃；甘草调和诸药，并与大枣益气和中，润燥缓急，养心调肝。

《黄帝内经》言“胃不和则卧不安”，陈镜合教授认为，“卧不安亦胃不和”。在一些失眠不寐的患者中，常常出现一些胃肠道症状，如胃胀、腹痛、便秘等，故在治疗不寐的患者时，陈镜合教授喜欢加入行气和胃的药物，砂仁是常用药之一，行气和胃，起到画龙点睛的作用。

遣方中，用到一味夜交藤，亦是陈镜合教授临床喜用治不寐的一味中药。此药本叫首乌藤，它是何首乌之藤茎或带叶的藤茎，因功擅治不寐病，又叫夜交藤，该药味甘性平，主要归心、肝经。盖阳入阴则寐，夜交藤入心、肝二经血分，功擅引阳入阴，养血安神，故用于血虚所致失眠者最为合适，有养心安神、祛风通络等作用，在诸多安神药中，夜交藤助眠作用较好，陈镜合教授治疗失眠患者常用之，还常根据病症，配合酸枣仁、合欢皮、素馨花、远志等药物，治疗不寐病能取得很好的效果。

射干麻黄汤

《金匮要略·肺痿肺痈咳嗽上气病脉证治第七》：咳而上气，喉中水鸡声，射干麻黄汤主之。

射干麻黄汤方：射干十三枚（一云三两），麻黄四两，生姜四两，细辛、紫菀、款冬花各三两，五味子半升，大枣七枚，法半夏（大者，洗）八枚（一云半升），上九味，以水一斗二升，先煮麻黄两沸，去上沫，纳诸药，煮取三升，分温三服。

射干麻黄汤出自《金匮要略》，主治寒痰郁肺结喉之证。素有寒痰，咳喘发作时，痰不易咯出来。一般症见咳嗽，气喘，喉间痰鸣似水鸡声，或胸中似水鸣音，或胸膈满闷，或吐痰涎，苔白腻，脉弦紧或沉紧。方中麻黄宣肺温肺，化饮散寒，止咳平喘，开达气机；寒饮结喉，以射干泻肺降逆，利咽散结，祛痰化饮，其为君药。寒饮内盛，以细辛温肺化饮，温宣肺气；肺主宣降，以款冬花宣肺化饮止咳；紫菀泻肺止咳，降逆祛痰，温化寒饮，调畅气机，与款冬花相配，一宣一降，调理肺气；痰饮蕴结，以法半夏醒脾燥湿化痰，温肺化饮，利喉涤痰；生姜降逆温中化饮，畅利胸膈，助法半夏降逆化痰，共为臣药。肺气上逆，以五味子收敛肺气，使肺气宣降有序，兼防宣发降泄之药伤及肺气，为佐药。大枣补益中气，生化气血，滋荣肺气，为佐使药。诸药配伍，有温肺化饮、下气祛痰之效。方中用药之妙在于麻黄、射干两味药，就如同小柴胡汤中的柴、芩一般，有相反相成之功。临床常用于支气管哮喘、急慢性支气管炎、慢性阻塞性肺病、肺源性心脏病等。

本方所治之证乃寒饮郁肺、痰结咽喉所致。细看本方，在麻黄、生姜、细辛等温药里，加入射干。射干为一味苦寒中药，临床常用来治疗咽喉肿痛，有祛痰利咽之功，故本方也算是寒热并用之方。从组方来看，方药偏温，有温肺化饮、下气祛痰之功。临证上，陈镜合教授喜用此方，“喉中水鸡声”是本方应用的特征，常用此方加减治疗急性上呼吸道感染、支气管哮喘、慢性支气管炎、百日咳、肺气肿、肺心病、冠心病等。

医案赏识

患者姓名：冯×× 性别：女 年龄：45岁 就诊日期：2018-04-08

主诉：反复气喘半年余，加重1周。

现病史：患者半年前出现气喘，伴咳嗽，咯泡沫样痰，胸部压榨感，双下肢乏力，无恶寒发热，无头晕头痛，无腹痛腹泻，无双下肢水肿等不适，曾在当地医院诊治（具体不详），症状反复发作，1周前上述症状加重，遂至广州中医药大学第一附属医院门诊就诊。

既往史：有高血压病史，未服药控制血压。

过敏史：否认药物及食物过敏史。

体格检查（与疾病相关阳性体征内容）：血压为160/100 mmHg，心率为99次/分。面色萎黄，眼睑水肿，双肺呼吸音粗，可闻及湿性啰音。

中医四诊：患者神清，精神疲倦，面色萎黄，眼睑水肿，气喘，伴咳嗽，咯泡沫样痰，胸部压榨感，双下肢乏力。胃纳、睡眠较差，二便一般。月经规律，量稍多，色淡。

舌象：舌淡红，苔黄腻。 **脉象**：脉细数。

辅助检查：无。

中医诊断：喘病。 **证候诊断**：风痰蕴肺证。

西医诊断：①疑为肺部感染。②疑为急性心功能不全。③高血压病3级（极高危）。

治法：宣肺平喘，祛痰止咳。

处方：射干麻黄汤加减。射干10 g，麻黄10 g，法半夏10 g，生姜10 g，紫菀10 g，款冬花10 g，五味子10 g，细辛5 g，桂枝10 g，甘草5 g。共7剂，每日1剂，水煎至200 mL，温服。

心得体会：

患者久病失治，损伤脾胃，脾失健运，可见疲倦乏力、面色萎黄；痰邪内蕴于肺，加之外感风邪，触动内伏于肺的痰饮，痰气阻塞，使肺气不得宣降，故咳嗽咯痰、气喘。方中麻黄辛温，轻扬上达，善于开宣肺郁，散风寒，为宣肺平喘之要药；细辛辛香走窜，有升浮之性，并可温散风寒，助麻黄发汗解表，配合生姜，促汗而解风寒之邪；射干苦寒泄降，能清肺泄热，降痰平喘；紫菀苦温，润肺益金，能开泄肺郁，止咳降逆，宣通窒滞；款冬花味苦主降，能开郁润肺，化痰止咳，有邪可散，散而不泄，无邪可润，润而不寒；五味子之酸，收敛肺气，与麻黄、细辛配合，一收一散，肺气得以宣发肃降；法半夏辛温，可清痰化饮，健脾顺气；桂枝甘温而能运脾化湿，又入膀胱经而能温阳化气，以行水湿痰饮之邪；甘草健脾安中，并能调和诸药。

遣方中，用到细辛一味药，陈镜合教授临证上亦常用。细辛在《神农本草经》中被列为上品，书中记载："细辛，味辛，温。主咳逆头痛脑动，百节拘挛，风湿痹痛，死肌。"此药归心、肺、肾经，芳香气浓，辛温走窜，入心、肺、肾经，通彻表里上下，有小毒而力较强。善祛风散寒、通窍止痛，为治风寒、风湿所致诸痛及鼻渊鼻塞头痛之良药。又能温散肺寒、化痰饮，为治寒饮伏肺之要药。最宜少阴头痛、鼻渊与牙痛。

本药常用于寒证，若有热证的患者需要使用细辛时，须与寒凉药同用，且药量要尽量轻。说到细辛，不由自主地想到"细辛不过钱"的临床警语。

那到底细辛的用量多少才是安全有效的呢？如果是做丸散剂直接吞服，应牢记警语，不要过钱，即 3 g，以确保用药安全；若用作汤剂时则无此限制，在汤剂的高温煎煮过程中，许多药物的毒性成分遭到破坏而失去活性。细辛用至 6 ~ 10 g 为安全剂量，很少超过 15 g，超过 20 g 可能会出现胸闷、心悸等副作用。清代医家陈士铎指出，细辛“只可少用，而不可多用；亦只可共用，而不能独用。多则气耗而病增，独用则气尽而命丧”。提示医家细辛单用、独用时需特别审视谨慎，不可贸然多用。在古今方剂中，细辛很少单用，多配伍使用且入煎剂，配伍其他药物，不仅能降低毒性，还能增强药效，临证用药必须注意。

苓甘五味姜辛汤

《金匮要略·痰饮咳嗽病脉证并治第十二》：“青龙汤下已，多唾口燥，寸脉沉，尺脉微，手足厥逆，气从小腹上冲胸咽，手足痹，其面翕热如醉状，因复下流阴股，小便难。时复冒者，与茯苓桂枝五味子甘草汤，治其气冲。”

桂苓五味甘草汤方：茯苓四两，桂枝四两（去皮），甘草三两（炙），五味子半升，上四味，以水八升，煮取三升，去滓，分三次温服。

“冲气即低，而反更咳，胸满者，用桂苓五味甘草汤，去桂，加干姜、细辛，以治其咳满。”

苓甘五味姜辛汤方：茯苓四两，甘草三两，干姜三两，细辛三两，五味子半升，上五味，以水八升，煮取三升，去滓，温服半升，日三。

“咳满即止，而更复渴，冲气复发者，以细辛、干姜为热药也。服之当遂渴，而渴反止者，为支饮也。支饮者，法当冒，冒者必呕，呕者复内半夏，以去其水。”

苓甘五味姜辛汤，出自《金匮要略》，原为治疗支饮，“咳逆倚息不得卧，小青龙汤主之”，药后出现“冲气即低，而反更咳胸满者”的变证，实质也是治疗寒饮的方剂，为祛痰的方剂，具有温肺化饮之功效。方中五味子配干姜温胃祛痰止咳，加上细辛，温化寒饮，主治寒饮咳嗽，咯痰量多，清稀色白，或喜唾涎沫，胸满不舒，舌苔白滑，脉弦滑。临床常用于治疗慢性支气管炎、肺气肿等属寒饮内停者。

细读《伤寒杂病论》，发现张仲景治疗咳嗽，常用干姜、细辛、五味子这三味药，一温一散一收，治疗寒饮束肺所致的咳、痰、喘等诸证。陈镜合教授治疗寒饮咳嗽、慢性迁延性咳嗽、咯吐清稀痰沫，常用小青龙汤或苓甘五味姜辛汤。如果患者表证突出，痰饮较轻，则选用小青龙汤；若咯痰日久，痰饮重者，则选用苓甘五味姜辛汤，亦为经验之谈。

医案赏识

患者姓名：李×× **性别：**女 **年龄：**73岁 **就诊日期：**2018-03-08

主诉：反复咳嗽咯痰2年余。

现病史：患者2年前因受凉后出现咳嗽，咯白稠痰，易咯出，咳甚胸痛，伴咽痒，无恶寒发热，无头晕头痛，无鼻塞流涕，无胸闷气促，无恶心呕吐等不适，遂多次至当地医院就诊，经治疗后，上述症状反复。现为求进一步治疗，来广州中医药大学第一附属医院门诊就诊。

既往史：否认相关病史。

过敏史：否认药物及食物过敏史。

体格检查（与疾病相关阳性体征内容）：咽部充血（+），双侧扁桃体Ⅰ度肿大，双肺呼吸音粗，双肺未闻及明显干湿性啰音。

中医四诊：患者神清，精神疲倦，咳嗽，咯白稠痰，易咯出，咳则胸痛，伴咽痒，纳眠一般，二便调。

舌象：舌淡红，苔黄腻。 **脉象：**脉滑。

辅助检查：

（1）外院胸部CT、肺通气功能未见明显异常。

（2）外院肺炎支原体抗体（MP-IgG）：阳性；肺炎支原体抗体（MP-IgM）：阳性。

（3）外院肺炎衣原体抗体（CP-IgG）：阳性；肺炎衣原体抗体（CP-IgM）：阴性。

中医诊断：内伤咳嗽病。 **证候诊断：**痰饮内蕴证。

西医诊断：①慢性支气管炎。②肺炎支原体感染。③肺炎衣原体感染。

治法：温肺化饮，健脾化痰。

处方：苓甘五味姜辛汤合陈夏六君子汤加减。茯苓 15 g，炙甘草 5 g，五味子 10 g，干姜 10 g，细辛 5 g，陈皮 10 g，法半夏 10 g，党参 15 g，白术 10 g，白芍 10 g。共 7 剂，每日 1 剂，水煎至 200 mL，温服。

心得体会：

患者外感寒邪，久病失治，损伤脾阳，从而内生寒饮，聚而成痰饮以犯肺，母病（脾土）及子（肺金），即《灵枢·邪气脏腑病形》中"形寒、寒饮则伤肺"之义，故以温肺化饮主之；此外，久病脾虚，水谷运化失司，水湿亦能聚而成痰，故温肺化饮的同时健脾化痰，以加强祛痰化饮之效。

方中干姜为辛热之品，既温肺散寒以助阳化饮，又可温运脾阳以化湿；细辛其辛散之性，温肺散寒，配合法半夏辛温，能燥湿化痰；陈皮理气行滞化痰，能加强干姜温肺散寒化饮之效；茯苓健脾渗湿，化饮利水，配合党参、白术益气健脾化湿，一以导水饮之邪从小便而去，一以杜绝生痰饮之源，合干姜温化渗利，健脾助运，又防干姜、细辛耗伤肺气，又佐以五味子、白芍敛肺止咳，缓急止痛，与干姜、细辛相伍，一温一散一敛，使散不伤正，敛不留邪；甘草健脾和中，调和诸药。

黄芪桂枝五物汤

《金匮要略·血痹虚劳病脉证并治第六》：血痹，阴阳俱微，寸口关上微，尺中小紧，外证身体不仁，如风痹状，黄芪桂枝五物汤主之。

黄芪桂枝五物汤方：黄芪三两，芍药三两，桂枝三两，生姜六两，大枣十二枚，上五味，以水六升，煮取二升，温服七合，日三服。

黄芪桂枝五物汤为桂枝汤去甘草加黄芪组成，具有益气温经、和血通痹的功效。方中黄芪为君，甘温益气，补在表之卫气。桂枝散风寒而温经通痹，与黄芪配伍，益气温阳，和血通经。桂枝得黄芪，益气而振奋卫阳；黄芪得桂枝，固表而不致留邪。白芍养血和营而通血痹，与桂枝合用，调营卫而和表里，两药为臣。生姜辛温，疏散风邪，以助桂枝之力；大枣甘温，养血益气，以资黄芪、芍药之功；与生姜为伍，又能和营卫，调和诸药，以为佐使。本方主治血痹，何为血痹？就是血脉不通畅，虚人受风，证见周身冷、感觉迟钝、肌肉顽痹、肌肤麻木不仁、脉微涩而紧等。

陈镜合教授在临床上常用此方，为营卫不和、外受风邪所致血痹的常用方。临床以肌肤麻木不仁、肢节疼痛，或汗出恶风、脉微为辨证要点，对于头痛头晕、颈痛手麻、肢体乏力等症，只要对症，亦可使用。

医案赏识 1

患者姓名：冯×× **性别**：女 **年龄**：69 岁 **就诊日期**：2018-06-07

主诉：左下肢乏力伴头晕头痛 2 年。

现病史：患者 2 年前脑梗死后出现左下肢麻木乏力，伴有头晕头痛，无视物模糊，无恶寒发热，无恶心呕吐，无胸闷痛，无气促，无腹痛腹泻等不适，多次在外院及广州中医药大学第一附属医院就诊，予对症处理后症状稍有好转，随后头晕头痛症状反复，现为进一步治疗，遂再次来广州中医药大学第一附属医院门诊就诊。

既往史：有高血压、冠心病（PCI 术后）、脑梗死病史，遗留双下肢活动功能障碍。

过敏史：否认药物及食物过敏史。

体格检查（与疾病相关阳性体征内容）：血压为 110/70 mmHg，心率为 63 次/分，伸舌居中，无明显口角歪斜，言语缓慢，反应稍迟钝，双肺呼吸音粗，未闻及明显干湿性啰音，心律齐，各瓣膜听诊区未闻及明显杂音。双上肢肌力 4 级、左下肢肌力 3+级、右下肢肌力 3-级，肌张力正常，病理征（-）。

中医四诊：患者神清，精神疲倦，左下肢麻木乏力，不能行走，头晕头痛，伸舌居中，言语不利，反应迟钝，无视物模糊，无恶寒发热，无恶心呕吐，无胸闷痛，无气促，无腹痛腹泻等不适，纳可，眠差，二便调。

舌象：舌胖暗，苔白微腻。 **脉象**：脉弦滑。

辅助检查：无。

中医诊断：中风病—中经络；气虚痰瘀证。

西医诊断：①脑梗死后遗症。②冠状动脉粥样硬化性心脏病（PCI 术后）。③高血压。

治法：益气活血，化痰通络。

处方：黄芪桂枝五物汤合二陈汤加减。黄芪 30 g，桂枝 10 g，白芍 15 g，大枣 10 g，生姜 10 g，茯苓 15 g，陈皮 10 g，炙甘草 5 g，当归尾 15 g，羌活 10 g，法半夏 10 g，全蝎 6 g，僵蚕 6 g，防风 10 g。共 7 剂，每日 1 剂，水煎至 200 mL，温服。

心得体会：

患者年老，脾气虚弱，运化失司，痰湿中阻，气血生化不足，营血亏虚，不能荣养脑窍、舌窍、肢体，加之久病，气虚瘀血，不通则痛，出现头晕头痛、言语缓慢、肢体活动障碍。

方中黄芪补益元气，气旺则血行，瘀祛络通，并能益气健脾化痰，配合桂枝益气温经通络；白芍柔筋止痛，配合桂枝调和营卫；茯苓健脾祛湿，法半夏燥湿化痰，两者合用加强了化痰之功，配合陈皮理气，运化痰浊，使邪有出路；当归尾活血通络而不伤血，配合全蝎加强活血祛瘀之效；僵蚕祛风止痛，化痰散结；羌活、防风以化湿通络止痛，引药上行；大枣、生姜益气养血，调和营卫；甘草调和诸药。

僵蚕、防风是陈镜合教授临证常用的祛风药对。僵蚕味咸、辛，性平，归胃、肺、肝经，具有祛风解痉、化痰散结作用，用于治中风失音、惊痫、头风、喉风、喉痹、瘰疬结核、风疮瘾疹、丹毒等。防风性味辛、甘，微温，归膀胱、肝、脾经，具有祛风解表、胜湿止痛、止痉的功效。临床多用于治疗感冒头痛，风湿痹痛，风疹瘙痒，破伤风。僵蚕擅祛风通络、宣散风热；防风性主阡浮，善行周身，功专祛风。两药合用，祛风力较强，为常祛风药对。

医案赏识 2

患者姓名：汤×× **性别**：男 **年龄**：37 岁 **就诊日期**：2018-06-13

主诉：右颈部疼痛 2 天。

现病史：患者 2 天前受寒后出现右颈部疼痛，转颈时加重，伴右上肢麻木感，偶有恶寒，无肢体乏力，无言语不利，无头晕头痛，无恶心呕吐，无发热等不适，未予重视及诊治，现症状未见好转，遂至广州中医药大学第一附属医院门诊就诊。

既往史：否认相关病史。

过敏史：否认药物及食物过敏史。

体格检查（与疾病相关阳性体征内容）：血压为 115/70 mmHg，心率为 77 次/分。颈部压痛，臂丛牵拉试验阳性。

中医四诊：患者神清，精神尚可，右颈部疼痛，转颈时加重，伴右上肢麻木感，偶有恶寒，无肢体乏力，无言语不利，无头晕头痛，无恶心呕吐，无发热等不适，纳眠可，二便正常。

舌象：舌淡白，苔薄白。 **脉象**：脉浮细。

辅助检查：

颈椎 CT 示颈椎退行性变，C3/4 椎间盘突出。

中医诊断：痹病。 **证候诊断**：营卫虚弱，风寒痹阻证。

西医诊断：颈椎病。

治法：益气和营，疏风解表。

处方：黄芪桂枝五物汤合升麻葛根汤加减。黄芪 30 g，桂枝 15 g，赤芍 10 g，生姜 10 g，大枣 20 g，当归 15 g，升麻 10 g，葛根 30 g，威灵仙 30 g，黑老虎 30 g，甘草 5 g。共 7 剂，每日 1 剂，水煎至 200 mL，温服。

心得体会：

卫之体以气论，营之体以血概之。患者营卫虚弱，气虚血弱，外感寒邪，邪客肌肤，故可见恶寒；寒凝致气血不畅，筋脉失荣，故见颈部疼痛，肢体麻木。

方中黄芪甘温益气，补在表之卫气；桂枝散风寒而温经通痹，与黄芪配伍，益气温阳，和血通经；黄芪得桂枝，固表而不致留邪。赤芍养血活血和营而通血痹，与桂枝合用，调营卫而和表里；生姜疏散风邪，以助桂枝散寒之力；大枣甘温以养血益气，资黄芪、赤芍之功，与生姜相配，又能和营卫；当归活血通络，与黄芪合用养血和营；升麻、葛根疏风解肌；威灵仙祛风通络，黑老虎行气止痛，与威灵仙合用以加强祛风湿之效；甘草益气，调和诸药。

遣方用药中，用到一味黑老虎中草药，此药味辛，微苦，性温，归肝、胃、大肠经，具有行气散瘀、通络止痛、祛风除湿之效。临床上主要治疗风湿痹痛、跌打损伤、骨折、痛经、产后瘀血腹痛；此外，还能治疗胃及十二指肠溃疡、胃脘痛胀、慢性胃炎等胃肠道疾病。在民间，人们多用此药来泡药酒，配合鸡血藤、续断、豨莶草、补骨脂等泡酒内服或外用，可以舒筋活络，祛风止痛，对风湿骨痛患者的效果非常好。

医案赏识 3

患者姓名：卢×× **性别**：女 **年龄**：73 岁 **就诊日期**：2018-06-13

主诉：右侧肢体乏力 1 年。

现病史：患者 1 年前出现右侧肢体乏力，间有头晕，无头痛，无视物模糊，无恶寒发热，无恶心呕吐，无胸闷痛，无心悸气促，无腹痛腹泻等不适，曾在外院诊断为脑梗死，多次在外院及广州中医药大学第一附属医院就诊，予对症处理后症状稍有好转，但右侧肢体乏力反复，现为进一步治疗，再次来广州中医药大学第一附属医院门诊就诊。

既往史：有脑梗死后遗症病史，遗留右侧肢体功能轻度障碍，否认高血压、糖尿病病史。

过敏史：否认药物及食物过敏史。

体格检查（与疾病相关阳性体征内容）：血压为 130/80 mmHg，心率为 70 次/分，伸舌居中，无明显口角歪斜，言语流利，双肺呼吸音清，未闻及明显干湿性啰音，心律齐，各瓣膜听诊区未闻及明显杂音。右上肢肌力 4 级、右下肢肌力 4 级，右侧肢体肌张力稍高，余肢体肌力、肌张力正常，病理征（-）。

中医四诊：患者神清，精神一般，平素易感冒，右侧肢体乏力，间有头晕，无头痛，无视物模糊，无恶寒发热，无恶心呕吐，无胸闷痛，无气促，无腹痛腹泻等不适，纳可，眠差，二便调。

舌象：舌暗，苔白。 **脉象**：脉沉。

辅助检查：无。

中医诊断：中风病—中经络。　　**证候诊断**：气虚血瘀证。

西医诊断：脑梗死后遗症。

治法：益气活血通络。

处方：黄芪桂枝五物汤合龙骨牡蛎汤加减。黄芪 30 g，桂枝 15 g，白芍 10 g，当归 15 g，川芎 10 g，羌活 10 g，菊花 30 g，升麻 10 g，白术 10 g，牡蛎 30 g（先煎），龙骨 30 g（先煎）。共 7 剂，每日 1 剂，水煎至 200 mL，温服。

心得体会：

患者年老气血虚弱，营卫不足，故平素易感冒；加之久病，气虚血瘀，血滞经络，不能荣养脑窍、肢体，故见肢体乏力、头晕；患者长期气血亏虚，肝阴、肝血不足而致肝阳上亢，阴阳不和则睡眠不佳。

方中黄芪甘温益气，助运卫气，桂枝散寒温经通络，两者合用益气温阳，和血通络，固表不留邪；白芍养血和营，联合桂枝以调营卫和表里；当归、川芎以养血通络；羌活解表散寒，加强散寒之效；白术健脾益气，使气血得以生；升麻升阳以升发气血上荣脑窍；菊花平抑肝阳；牡蛎、龙骨平肝潜阳、安神，联合桂枝和阳降逆，协调营卫。

对于中风的患者，无论急性期或康复期的治疗，陈镜合教授都十分注重“风邪”的病理因素，所以在遣方用药中，常加入一些“风药”的治疗，如川芎、羌活、菊花等中药祛风通络，以达到更好的治疗效果。

瓜蒌薤白半夏汤

《金匮要略·胸痹心痛短气病脉证治第九》：胸痹不得卧，心痛彻背者，栝蒌薤白半夏汤主之。

栝蒌实一枚（捣），薤白三两，法半夏半斤，白酒一斗，上四味，同煎，取四升，温服一升，日三服。

瓜蒌薤白半夏汤通阳散结，祛痰宽胸，行气解郁。主治胸痹而痰浊较甚，症见胸中满痛彻背，背痛彻胸，不能安卧者，伴有短气，或痰多黏而白，舌质紫暗或有暗点，苔白或腻，脉迟。

本方为临床治疗胸痹心痛的通用方，药味不多，容易加减使用，满足临床病症需要，效果颇佳。陈镜合教授喜用此方，治疗冠心病心绞痛、风湿性心脏病、室性心动过速、肋间神经痛、慢性支气管肺炎、慢性胆囊炎等属上述证机者。特别是治疗冠心病，陈镜合教授喜用本方合用越鞠丸加丹参、三七、西洋参等治疗，对于缓解心绞痛的症状，减少相关并发症等，取得良好的临床效果。

医案赏识

患者姓名：陈××　　**性别**：男　　**年龄**：56岁　　**就诊日期**：2017-06-08

主诉：反复胸闷2月余。

现病史：患者2个月前活动时出现胸闷，无胸痛气促，无出冷汗，持续2~5分钟，休息或者口服硝酸甘油片稍可缓解，偶有头晕，无头痛，无恶寒发热，无咳嗽咯痰，无腹痛腹泻等不适，未予重视，随后症状反复，遂至广州中医药大学第一附属医院门诊就诊。

既往史：有冠心病（PCI术后）、高血压、2型糖尿病病史。

过敏史：否认药物及食物过敏史。

体格检查（与疾病相关阳性体征内容）：血压为135/75 mmHg，双肺呼吸音粗，未闻及明显干湿性啰音，心界向左下扩大，心率约80次/分，律齐，各瓣膜听诊区未闻及明显杂音。无双下肢水肿。

中医四诊：患者神清，精神一般，胸闷，无胸痛气促，无出冷汗，持续2~5分钟，休息或者口服硝酸甘油片稍可缓解，偶有头晕，无头痛，无恶寒发热，无咳嗽咯痰，无腹痛腹泻等不适，胃纳及睡眠一般，大便秘结，约3天一行，每次大便量少，小便正常。

舌象：舌淡胖，苔白。　　**脉象**：脉滑。

辅助检查：无。

中医诊断：胸痹心痛病。　　**证候诊断**：气虚痰阻证。

西医诊断：①冠状动脉粥样硬化性心脏病（PCI术后）稳定型心绞痛。②高血压病3级（极高危）。③2型糖尿病。

治法：益气养心，祛痰宽胸。

处方：瓜蒌薤白半夏汤加味。瓜蒌仁 10 g，薤白 15 g，法半夏 10 g，黄芪 30 g，党参 15 g，茯苓 15 g，枳实 10 g，火麻仁 30 g，肉苁蓉 30 g，甘草 5 g。共 7 剂，每日 1 剂，水煎至 200 mL，温服。

心得体会：

患者年过半百，心气虚衰，体形肥胖，痰湿壅盛，心气虚衰，胸阳失煦，故胸闷；痰湿困脾，脾阳不升，痰蒙清窍，故头晕；心阳不振，致寒凝结腑气不通，故大便秘结。

方中党参补益心脾；黄芪补心气，益脾气；茯苓益脾补中；薤白通阳宽胸；瓜蒌仁化痰并润下通便；法半夏燥湿化痰；枳实行气以消痰；肉苁蓉补肾阳、润肠道，配合火麻仁加强润肠通便之效；甘草调和诸药。

方中用到一味肉苁蓉，为临证中常用的补虚药物，此药出自《神农本草经》，味甘咸，性温，归肾、大肠经。具有补肾阳、益精血、润肠通便的作用。主治肾阳不足、精血亏虚、阳痿不孕、腰膝酸软、筋骨无力等症状。此外，本药也常用于肠燥便秘，尤其适用于老年人，表现为肾气虚弱，肠道津亏，大便不通，小便清长，腰酸背冷等，《济生方》的润肠丸、《景岳全书》的济川煎，均用此药。肉苁蓉是一味补益药物，然温而不热、补而不峻、暖而不燥，故有“从容”之名，体现出其药性“从容”“和缓”的特点，古人对中药命名的智慧，可见一斑。

肾气丸

《金匮要略·血痹虚劳病脉证并治第六》：“虚劳腰痛，少腹拘急，小便不利者，八味肾气丸主之。”

《金匮要略·痰饮咳嗽病脉证治第十二》：“夫短气有微饮，当从小便去之，苓桂术甘汤主之，肾气丸亦主之。”

《金匮要略·消渴小便不利淋病脉证治第十三》：“男子消渴，小便反多，以饮一斗，小便亦一斗，肾气丸主之。”

《金匮要略·妇人杂病脉证并治第二十二》：“问曰：妇人病，饮食如故，烦热不得卧，而反倚息者，何也？师曰：此名转胞，不得溺也，以胞系了戾，故致此病，肾气丸主之。”

金匮肾气丸，我们常说由六味地黄丸加上附子和肉桂组成（其实金匮肾气丸成方要比六味地黄丸早得多）。此丸主要功用为温补肾阳，主治肾阳不足、腰腿痛软、少腹拘急、小便不利或小便反多、下半身冷者等症状。方中蕴含的竣补肾精法、涩补精气法、通补精气法、润补肾精法，是辩证统一的有机整体，对一些慢性虚损疾病、肾元虚衰者，灵活运用其中的治肾法则尤其重要。金匮肾气丸是补肾治虚损的良药。临证中，常用于治疗消渴病、痰饮病、妇人杂病等。

医案赏识

患者姓名：叶×× **性别**：男 **年龄**：65岁 **就诊日期**：2018－01－07

主诉：反复双下肢水肿1年余，伴胸闷气短1月余。

现病史：患者1年前出现双下肢水肿，呈凹陷性，时重时轻，无恶寒发热，无胸闷心悸，无恶心呕吐等不适，未予重视。其间水肿反复，遂至广州中医药大学第一附属医院及外院多次就诊，诊断为“慢性肾功能不全”，经治疗后，上述症状仍反复出现。1个月前出现胸闷气短，无头晕头痛，无咳嗽咯痰，无胸痛等，遂至广州中医药大学第一附属医院门诊就诊。

既往史：有心脏起搏器植入术后、慢性肾功能不全病史。

过敏史：否认药物及食物过敏史。

体格检查（与疾病相关阳性体征内容）：血压为120/60 mmHg，心脏浊音界范围增大，心率为86次/分，心律齐。肺腹查体未见明显异常。

中医四诊：患者神清，精神疲倦，双下肢凹陷性水肿，胸闷气短，偶有耳鸣，腰背酸痛，纳差，眠一般，二便调。

舌象：舌暗，苔微黄。 **脉象**：脉沉细。

辅助检查：

（1）血CREA：140 μmol/L；UA：615 μmol/L；BUN：9.1 mmol/L。

（2）心脏彩超：起搏器安装术后，左房扩大，左室肥大，左室后下壁运动幅度降低，主动脉增宽并中度主动脉瓣关闭不全，轻度肺动脉高压，左室收缩功能正常，轻度左室舒张功能不全。

中医诊断：水肿。　　**证候诊断：**肾阳虚衰证。

西医诊断：①慢性肾功能不全。②高尿酸血症。③心脏起搏器植入术后。

治法：温肾助阳，化气行水。

处方：济生肾气丸加减。熟地黄 10 g，茯苓 20 g，熟附子 10 g（先煎），沉香 10 g（后下），淮山药 15 g，泽泻 30 g，肉桂 5 g，砂仁 10 g（后下），山萸肉 10 g，牡丹皮 10 g，车前子 30 g，磁石 30 g（先煎）。共 7 剂，每日 1 剂，水煎至 200 mL，温服。

心得体会：

本病的病位在肺、脾、肾三脏。基本病机是肺失宣降通调，脾失转输，肾失开阖，三焦气化不利，水液泛滥于肌肤。在发病机理上，肺、脾、肾三脏相互联系，相互影响，肾阳虚衰，火不暖土，则脾阳也虚，土不制水，则使水肿更甚；肾虚水泛，上逆犯肺，则肺气不降，失其宣降通调之功能，而加重水肿。因此，肺、脾、肾三脏与水肿的发病，是以肾为本，以肺为标，而以脾为制水之脏，诚如《景岳全书·肿胀篇》所云："凡水肿等证，乃肺脾肾三脏相干之病。盖水为至阴，故其本在肾；水化于气，故其标在肺；水惟畏土，故其制在脾。"

方中以熟附子、熟地黄为君药，熟附子温阳通脉，熟地黄归肝肾经，能滋阴养血、填精益髓，二药相须为用，同气相求，能峻补阴阳；肉桂甘辛大热而下行走里，长于补火助阳，增强温补肾阳、化气行水之功效；配伍山萸肉滋肾益肝，淮山药滋肾补脾，又加入泽泻、茯苓、牡丹皮利水渗湿，补中寓泻，并加砂仁温脾开胃、化湿行气，共防滋腻助邪；车前子通利小便，配合沉香行气温中，以加强温阳利水；最后予磁石聪耳，并能纳气平喘。

临证中，水肿的患者，陈镜合教授常以济生肾气丸治疗，使用此方要抓住腰膝酸软、畏寒肢冷等肾阳虚之症，再有双下肢水肿、小便不利的症状。肾气丸温阳，车前子、牛膝利水，相得益彰，对于水肿导致虚喘的患者，陈镜合教授往往加入沉香、磁石等药物，纳肾气，平虚喘，亦为经验之谈。

传承医案

咳嗽

咳嗽是由于外感（六淫外邪侵袭肺系）、内伤（脏腑功能失调伤及于肺），导致肺气不清，肺气上逆，临床以咳嗽咯痰为主要表现的疾病。常言道，有声无痰为咳，有痰无声为嗽，临证上并称咳嗽。咳嗽既是独立性的证候，又是肺系多种疾病的一个症状。西医的支气管炎、支气管扩张、肺炎、变异性哮喘等疾病都会出现咳嗽的症状。

外感咳嗽，多以邪实证为主，治疗上主要是以祛邪利肺为主，忌敛涩留邪，宜肺气宣畅，则咳嗽自止，治法则分风寒、风热、风燥论治。而内伤咳嗽，多属邪实正虚，治法则是祛邪扶正，标本兼顾，防止宣散过度伤正。在治疗上，我们还要注意，咳嗽是人体祛邪外达的一种病理反射，不能单纯见咳止咳，注意辨识。

咳嗽是中医临床上常见的病症之一，病因病机比较复杂，虚实夹杂，有时确实比较难准确辨证施治，故明代张三锡《医学六要》云“百病唯咳嗽难医”，清代徐灵胎在《咳嗽难医论》谓其研求咳嗽治法，40 余年而后稍能措手。故要四诊合参，仔细辨证，合理施治，临证多实践，多总结，方能收获良效。

医案赏识

姓名：张 × ×　　性别：男　　年龄：11 岁　　就诊时间：2018－11－24

问诊：咳嗽咯痰伴鼻塞流涕 1 周。1 周前受凉后出现咳嗽咯痰，痰白难咯，伴有鼻塞流清涕，恶寒咽痒，打喷嚏，无发热，无呕吐，无腹痛腹泻。患儿平素体虚易感冒。

望诊：发育正常，营养略差，体形偏瘦，咽后壁红，扁桃体无肿大，舌淡红，苔白。

闻诊：咳嗽声重，言语清楚，呼吸声音正常。

切诊：脉象弦紧。

体查：双肺呼吸音稍粗，未闻及明显干湿性啰音。

检查：当地医院胸片提示急性支气管炎。

中医诊断：外感咳嗽病。　　**证候诊断：**风寒犯肺证。

西医诊断：急性支气管炎。

治法：疏风散寒，宣肺止咳。

方药：三拗汤合止嗽散加减。炙麻黄10 g，苦杏仁10 g，僵蚕10 g，生甘草6 g，木蝴蝶10 g，蔓荆子10 g，苍耳子10 g，白芷10 g，紫菀10 g，桔梗10 g，荆芥10 g，枳壳10 g，陈皮5 g。共5剂，每日1剂，水煎至100 mL，饭后半小时温服，复煎。

随访患儿服药3剂后，咳嗽咯痰、鼻塞流涕症状减轻，症状缓解。嘱其服完余下2剂以巩固疗效。

辨治思路：

时值11月，秋冬之交，天气变化无常，患儿起居不慎，感染风寒之邪，故得此证。对于外感风寒咳嗽的治疗，常用疏风散寒、宣肺止咳之法，临证上常用三拗汤合止嗽散加减。

风邪上受，首先犯肺，对于外感咳嗽或感冒，祛风散邪要放在第一位，故用僵蚕、荆芥加强驱散风邪之效；而患儿鼻塞流清涕症状突出，故用苍耳子、白芷疏通鼻窍而散寒；木蝴蝶利咽生津，以防温散之品耗伤津液；陈皮、枳壳，除有化痰止咳的作用外，重点是有行气作用，对于小儿咳嗽，注重行气，气顺则咳嗽自停，故用之。辨证准确，方证合一，随症加减，故能奏效。

胃痛

胃痛，又称胃脘痛，是以上腹胃脘部近心窝处疼痛为主症的病证。多为外感寒、热、暑、湿诸邪，内客于胃，皆可致胃肠气机阻滞，不通则痛，其中尤以寒邪为多；或饮食不节，或过饥过饱，损伤脾胃，则蕴湿生热，或酿生食积，胃气壅滞，不通则痛，《素问·痹论篇》曰“饮食自倍，肠胃乃伤”；或忧思恼怒，肝失疏泄，横逆犯胃，胃气阻滞，而发胃痛，气滞日久或久痛可入络，致胃络血瘀；或脾胃虚寒，胃失温养；或胃阴亏虚，胃失濡养而发生疼痛。

胃痛治疗以理气和胃止痛为主，实证用散寒、泄热、消食、除湿、理气、化瘀之法。虚证采用温运脾阳、益胃养阴等法。西医上，急慢性胃炎、胃十二指肠溃疡、反流性食管炎、胃肿瘤等疾病，都会出现胃痛的症状，若胃痛症状反复，消瘦明显，要完善胃肠镜、腹部 CT 等检查。

医案赏识 1

姓名：曾××　性别：男　年龄：29 岁　初诊时间：2018－11－24

问诊：反复胃脘部疼痛 1 年，加重 1 周。患者 1 年前出现胃脘部疼痛不适，伴有嗳气反酸、腹胀，疼痛饥饿时明显，夜间疼痛，胃纳差，饭后饱胀感明显，易困倦，常熬夜工作，三餐不定时，无呕吐，无腹泻，睡眠一般，二便调。

望诊：发育正常，精神疲倦，体形偏瘦，舌淡红，苔白腻。

闻诊：言语清楚，呼吸声音正常。

切诊：胃脘部有压痛，脉象弦滑。

体查：剑突下压痛、无反跳痛。

检查：胃镜示胃溃疡。HP（－）。

中医诊断：胃脘痛病。　　**证候诊断**：痰湿气滞证。

西医诊断：胃溃疡。

治法：化痰祛湿，行气止痛。

方药：温胆汤合四逆散加减。竹茹 10 g，法半夏 10 g，陈皮 10 g，茯苓 15 g，枳壳 15 g，柴胡 10 g，白芍 15 g，炙甘草 6 g，佛手 15 g，浙贝母 10 g，乌贼骨 15 g，五指毛桃 30 g，紫苏梗 15 g，石斛 15 g。共 7 剂，每日 1 剂，水煎至 250 mL，饭后半小时温服，复煎。

服药后，患者疼痛减轻，腹胀、嗳气症状改善。然停药 2 周后，症状复发。仍感胃脘部疼痛。

二诊：2018－12－17 复诊，考虑患者前方治疗有效，故在原方的基础上，加延胡索 15 g，以增加止痛的效果。

竹茹 10 g，法半夏 10 g，陈皮 10 g，茯苓 15 g，枳壳 15 g，柴胡 10 g，白芍 15 g，炙甘草 6 g，佛手 15 g，浙贝母 10 g，乌贼骨 15 g，五指毛桃 30 g，紫苏梗 15 g，石斛 15 g，延胡索 15 g。共 10 剂，每日 1 剂，水煎至 250 mL，饭后半小时温服，复煎。

三诊：患者症状好转，为巩固治疗效果，2019－01－08 复诊。考虑疼痛好转，并加强健脾化湿之效，故减延胡索，加鸡内金 10 g、淮山药 15 g、炒白术 10 g，以加强健脾化湿的效果。

竹茹 10 g，法半夏 10 g，陈皮 10 g，茯苓 15 g，枳壳 15 g，柴胡 10 g，白芍 15 g，炙甘草 6 g，佛手 15 g，浙贝母 10 g，乌贼骨 15 g，五指毛桃 30 g，紫苏梗 15 g，石斛 15 g，鸡内金 10 g，淮山药 15 g，炒白术 10 g。共 14 剂，每日 1 剂，水煎至 250 mL，饭后半小时温服，复煎。并嘱其调饮食，三餐定时定量，细嚼慢咽，忌辛辣刺激。经治疗后，随访患者症状好转。半年后，因感冒就诊，称其胃痛症状未见复发。

辨治思路：

胃为阳土，喜润而恶燥，为五脏六腑之大源，及多气多血之腑，极易化火生热。若饮食失节，时饥时饱，损伤脾胃，则湿从内生，内蕴于胃脘；若气滞郁结，不能疏泄脾土，“木不疏土”，湿壅木郁，脾气郁滞，运化失健，胃气壅滞而疼痛。此例患者平素饮食失节，三餐不定时、不定量，喜吃宵夜。四诊合参，虽身体消瘦，观其舌象，仍为痰湿阻滞，胃以降为顺，故以温胆汤合四逆散加味，化痰祛湿，行气止痛。

医案赏识②

姓名：黄×× **性别**：男 **年龄**：43岁 **初诊时间**：2019－03－22

问诊：反复胃脘部疼痛1年余，加重1月。反复胃脘痛，饥饿时加重，进饮食即可缓解，然食后易腹胀，食欲不振，有时欲呕，身倦乏力。近1月胃痛复作，嗳气反酸，饥饿时疼痛加剧，纳眠差，大便稀烂，小便正常。患者经常出差，三餐不定时，近1月来消瘦约5 kg。

望诊：发育正常，营养略差，体形偏瘦，咽后壁稍红，扁桃体无肿大，舌淡，有齿痕，苔薄白。

闻诊：言语清楚，呼吸声音正常。

切诊：胃脘部有压痛，脉象弦细。

体查：剑突下压痛、无反跳痛。

检查：胃镜示胃炎伴糜烂，十二指肠溃疡。

中医诊断：胃脘痛病。 **证候诊断**：脾虚气滞证。

西医诊断：①十二指肠溃疡。②胃炎伴糜烂。

治法：健脾益气，行气止痛。

方药：四君子汤合四逆散加减。

生黄芪15 g，炒白术10 g，茯苓15 g，生枳壳15 g，白芍15 g，佛手15 g，郁金10 g，浙贝母10 g，乌贼骨15 g，柴胡10 g，川楝子10 g，延胡索15 g，淮山药15 g，紫苏梗15 g，炙甘草6 g。共7剂，每日1剂，水煎至250 mL，饭后半小时温服，复煎。

二诊：2019－04－01复诊，疼痛好转，腹胀也有所改善，舌淡，苔白，脉细。因患者常在外做生意，煮中药不方便，以参苓白术丸善后。

辨治思路：

患者工作忙，三餐不定时，时饥时饱，损伤脾胃，脾胃失其濡养，而发生疼痛，脾胃不能运化饮食之精微以营养身体而见消瘦。脾虚运化失常，气机不利，故见腹胀，舌淡，有齿痕，苔薄白，脉弦细，为脾虚气滞之象，治以四君子汤合四逆散为主方，乌贼骨、浙贝母（乌贝散）可以制酸，并促使溃疡面愈合，症状好转，后用参苓白术丸益气健脾止痛而收功。

消渴

消渴是以多饮、多食、多尿，或伴体重减轻甚至消瘦为主要临床表现的病证。消渴病最早见于《黄帝内经》，在《素问·奇病论篇》中记载："此人必数食甘美而多肥也，肥者令人内热，甘者令人中满，故其气上溢，转为消渴。"现代的消渴病，除了素体禀赋之外，最主要的病因是过食肥甘醇酒，损伤脾胃，脾胃功能运化失职，积热内蕴，化燥伤津，消谷耗液，故得消渴。

消渴病以阴虚为本，燥热为标，治疗上，在清代程国彭《医学心悟》里记载："治上消者，宜润其肺，兼清其胃……治中消者，宜清其胃，兼滋其肾……治下消者，宜滋其肾，兼补其肺。"故总的原则为养阴生津，清热润燥，合理选用活血化瘀、清热解毒等治法，病久要阴阳并补。

医案赏识

姓名：黎×× **性别**：男 **年龄**：74岁 **初诊时间**：2018-11-26

问诊：反复口干多饮2年，加重伴咳嗽咯痰1月。反复口干多饮2年，确诊为糖尿病，半年前因糖尿病性酮症酸中毒住院，经抢救后苏醒。近日饮食失节，喜饮甜饮，再次出现口干多饮、尿多等症状，伴有咳嗽咯痰，痰多色白，血糖控制不佳，拒绝再次住院治疗，要求中药调理。胃纳一般，睡眠较差，小便多，大便秘结。糖尿病、慢性阻塞性肺疾病、高血压病史多年，平素血压血糖控制不佳，吸烟史50余年。

望诊：发育正常，营养较好，体形略胖，咽后壁稍红，扁桃体无肿大，舌淡红，苔白微黄稍厚。

闻诊：言语清楚，呼吸声音稍粗。

切诊：双下肢轻度水肿，脉象弦细。

体查：双肺呼吸音较粗，可闻及湿性啰音。双下肢轻度水肿。

检查：肺部X光片检查示肺气肿，慢性支气管炎。

中医诊断：消渴病。　　**证候诊断**：肝肾亏虚，痰浊阻肺证。

西医诊断：①2型糖尿病。②慢性阻塞性肺疾病。③高血压病。

治法：补益肝肾，化痰止咳。

方药：六味地黄汤加减。山茱萸15 g，山药15 g，泽泻10 g，牡丹皮15 g，茯苓15 g，生地黄15 g，火麻仁15 g，肉苁蓉15 g，炒枳实15 g，姜厚朴10 g，鸡内金10 g，生山楂10 g，五味子5 g，麦冬15 g，苦杏仁10 g，紫菀15 g。共7剂，每日1剂，水煎至250 mL，饭后半小时温服，复煎。

嘱其控制饮食，禁止喝甜的饮品，戒除吸烟，降压药与降糖药继续规律服用，每天监测血压血糖。

随访：2018－12－02咳嗽咯痰症状好转，口干多饮的症状亦改善。

辨治思路：

患者长期过食肥甘，又喜喝甜饮，致脾胃运化失职，积热内蕴，化燥伤津，发为消渴；加之患者吸烟50余年，伤及肺络，反复咳嗽咯痰。从症状及舌脉来看，此患者以阴虚为本，痰热为标，两者互为因果。治疗上，养阴太过又滋生湿热，清热太过又伤津耗气，故治疗上，要本标兼治，故在六味地黄汤的基础上，加入姜厚朴、枳实降气平喘；五味子收敛气机以平喘；杏仁、紫菀止咳化痰；火麻仁、肉苁蓉润肠通便以降肺气；鸡内金、山楂消食化积以化内热；麦冬生津润燥。

感冒

感冒是感受风邪或时行疫毒，导致肺气失和，出现鼻塞、流涕、喷嚏、恶寒发热、头痛、全身酸痛不适等症状的外感疾病。“感冒”一词最初见于北宋杨仁斋的《仁斋直指方·诸风》：“感冒风邪，发热头痛、咳嗽声重，涕唾稠粘。”临证上一般分普通感冒、虚人感冒、时行感冒。普通感冒如风热感冒、风寒感冒、暑湿感冒等；虚人感冒如气虚感冒、阳虚感冒及阴虚感冒等；时行感冒为时疫流行期，接触患者而发，有传染性。

感冒治疗以解表达邪为原则。临床治疗感冒应辨明寒热虚实，大凡感冒皆不可发散太过，除体虚感冒亦忌过早补敛。重感冒，卧床息；时行感冒，及时隔离。感冒时应多饮水，食清淡，中药治疗感冒效果佳。

医案赏识 1

姓名：马×× **性别：**女 **年龄：**35 岁 **初诊时间：**2019-04-07

问诊：反复发热伴咳嗽 2 周。2 周前出现发热、咳嗽、头痛的感冒症状，在当地医院接受输液等治疗后热退，但仍有低热，37.6 ℃，咳嗽、头痛症状反复，痰白色难咯出，伴咽痛咽痒，寒热往来，胸闷，口苦口干，胃纳差，睡眠差，二便调。

望诊：发育正常，体形略瘦，咽后壁稍红，扁桃体无肿大，舌边尖红，苔白。

闻诊：言语清楚，呼吸声音正常。

切诊：脉象浮数。

体查：咽后壁稍红，扁桃体无肿大，双肺呼吸音清，未闻及干湿性啰音。

检查：2019-04-01 当地医院检查血分析、肺部 X 光片检查未见明显异常。

中医诊断：感冒病。 **证候诊断：**邪犯少阳证。

西医诊断：急性上呼吸道感染。

治法：和解少阳，化痰止咳。

方药：小柴胡汤合止嗽散加减。柴胡 10 g，黄芩 15 g，法半夏 10 g，化橘红 10 g，桔梗 10 g，荆芥 15 g，紫菀 15 g，白前 15 g，牛蒡子 10 g，苦杏仁 15 g，木蝴蝶 10 g，僵蚕 10 g，羌活 15 g，白芷 10 g，甘草 6 g。共 5 剂，每日 1 剂，水煎至 250 mL，饭后半小时温服，复煎。

微信随访：服药 3 剂，诸症减轻，5 天后，诸证悉除。

辨治思路：

感冒后，余邪未清，以张仲景理义为规矩准绳，一般认为邪入少阳，首选小柴胡汤。临证之时，风寒风热之证有时难以把握，稍有不慎，容易症状加重。此时，应遵循“但见一证便是，不必悉具”。此病案以小柴胡汤合止嗽散治疗外感后表证未清，咳嗽反复而获效，亦可证明这一点。故对于外感后有表证，风热风寒难辨，不可发汗者，用小柴胡汤加减，不仅稳当，且能执简驭繁，多获良效。

医案赏识 2

姓名：倪××　　**性别**：女　　**年龄**：26 岁　　**初诊时间**：2019-01-05

问诊：发热伴咽痛 2 天。发热恶寒 2 天，伴咽干咽痛，困倦乏力，心烦口渴，脘痞纳呆，无鼻塞，无呕吐，睡眠不佳，小便调，大便不通。

望诊：发育正常，营养较好，体形偏胖，咽后壁红，扁桃体无肿大，舌红，苔黄腻。

闻诊：言语清楚，呼吸声音正常。

切诊：脉象浮滑。

体查：咽红，扁桃体无肿大，双肺呼吸音清，未闻及干湿性啰音。

检查：发病 2 天，未行检查。寻求中医治疗。

中医诊断：感冒病。　　**证候诊断**：风热挟湿证。

西医诊断：急性上呼吸道感染。

治法：疏风解表，利咽化湿。

方药：银翘散合三仁汤加减。金银花 15 g，连翘 15 g，荆芥 15 g，牛蒡子 10 g，桔梗 10 g，芦根 15 g，豆蔻 10 g，薏苡仁 30 g，法半夏 10 g，姜厚朴 10 g，木蝴蝶 10 g，生甘草 6 g。共 5 剂，每日 1 剂，水煎至 250 mL，饭后半小时温服，复煎。

电话随访：患者服药后症状好转。

辨治思路：

感冒一症，临床多见。虽知风寒、风热、暑湿及虚人感冒，然临床所见，多为寒热错杂，寒热虚实难辨，影响治疗效果。临证之时，应抓主症，分次症，辨明寒热虚实，相应治疗，适当加减，均可获愈。此例患者，发病较急，以风热之症为主，兼有湿邪之状，故以银翘散合三仁汤加减，获良效。

医案赏识 3

姓名：陈××　　性别：男　　年龄：58 岁　　就诊时间：2020－06－10

问诊：恶寒发热伴疲倦乏力 3 天。3 天前外出打球后出现发热恶寒，最高体温达 39 ℃，伴有周身酸痛、鼻塞、流涕、打喷嚏、咳嗽咽痛等症状，无胸闷气促，无呕吐腹泻，无尿频尿急，胃纳差，睡眠不佳，二便正常。同行的球友也出现上述症状。

望诊：发育正常，营养尚好，精神困倦，舌红，苔白厚腻。

闻诊：言语清楚，呼吸声音正常。

切诊：脉象滑数。

体查：咽红，扁桃体无肿大，双肺呼吸音清，心率 98 次/分，律齐。

检查：未完善相关检查。

中医诊断：时行感冒病。　　**证候诊断**：湿浊壅滞证。

西医诊断：流行性感冒。

治法：祛邪化浊。

方药：银翘散加减。金银花 15 g，连翘 10 g，芦根 10 g，淡竹叶 10 g，广藿香 10 g，薏苡仁 15 g，陈皮 10 g，石菖蒲 10 g，茯苓 15 g，生白术 10 g，岗梅根 15 g，板蓝根 15 g，生甘草 6 g。共 5 剂，每日 1 剂，水煎至 250 mL，饭后半小时温服，复煎。

嘱其居家隔离，外出佩戴口罩，注意休息，多饮温水。

随访：服药 2 剂后，症状减半，嘱其服完余下 3 剂以巩固疗效。

辨治思路：

时行感冒呈流行性，会众人突发病，迅速蔓延，症状较普通感冒为重，体力恢复较慢。从患者的症状及流行情况来看，符合时行感冒的特征。时行感冒症状与普通感冒相似，症状较重，辨证以风热多见，治疗时常需重用一些清热解毒药，如金银花、连翘、板蓝根、黄芩、生石膏、知母、贯众、大青叶、栀子等，能达到较好的治疗效果。

不寐

不寐是以经常不能获得正常睡眠为特征的一类病证。主要表现为睡眠时间、深度的不足，轻者入睡困难，或寐而不酣，时寐时醒，或醒后不能再寐，重则彻夜不寐。不寐在《黄帝内经》中称为“不得卧”“目不瞑”。《素问·逆调论篇》亦有“胃不和则卧不安”的记载。常见的不寐病因有饮食不节、情志失常、劳倦、思虑过度、病后、年迈体虚等。

不寐的治疗，以补虚泻实、调整阴阳、安神定志为原则。实证泻其有余，如疏肝泻火，清化痰热，消导和中；虚证补其不足，如益气养血，健脾补肝益肾。在泻实补虚的基础上安神定志，如养血安神，镇惊安神，清心安神，配合精神治疗。

本病证属心神病变，重视精神调摄和讲究睡眠卫生，对不寐患者来说具有实际的预防意义，还要克服过度的紧张、兴奋、焦虑、抑郁、惊恐、愤怒等不良情绪。治疗上，除了药物治疗，还需帮助患者建立有规律的作息制度，从事适当的体力活动或体育健身活动，养成良好的睡眠习惯，晚餐要清淡，不宜过饱，更忌浓茶、咖啡及吸烟，睡前避免从事紧张和兴奋的活动等综合治疗，才能收到事半功倍的效果。焦虑、抑郁、精神分裂等疾病导致的不寐，要进行心理治疗干预，配合精神类药物的治疗。

医案赏识 1

姓名：雷×× 性别：女 年龄：35 岁 初诊时间：2018－12－24

问诊：反复入睡困难 2 年余。伴多梦易醒，偶有胸闷，疲倦乏力，每晚入睡 3～4 小时，偶有反酸、嗳气，口苦口干易怒，无恶寒发热，无头痛，无腹痛腹泻等不适，胃纳一般，小便正常，大便难解。既往有服艾司唑仑帮助睡眠，严重时服用 2 mg。

望诊：发育正常，精神困倦，营养尚可，舌淡红，有齿印，苔薄白。

闻诊：言语清楚，呼吸声音正常。

切诊：脉象弦细。

体查：神志清，对答切题，心肺听诊未见异常。

检查：每年坚持体检，未发现躯体器质性的病变。

中医诊断：不寐病。　　**证候诊断**：肝郁脾虚证。

西医诊断：睡眠障碍。

治法：疏肝健脾，养阴安神。

方药：逍遥散合百合地黄汤加减。柴胡 15 g，白芍 15 g，枳实 15 g，炒白术 15 g，茯苓 15 g，当归 10 g，百合 15 g，夜交藤 30 g，酸枣仁 15 g，川芎 15 g，合欢皮 15 g，炙甘草 6 g，生地黄 15 g，醋香附 15 g。共 7 剂，每日 1 剂，水煎至 250 mL，饭后半小时温服，复煎。结合患者平常的治疗，配合西药阿普唑仑 0.4 mg，睡前服。

二诊：2019－01－04 复诊，诉睡眠有所改善，较前易入睡，睡眠深度较前好，每晚能睡 5 小时左右，胃肠症也有所改善，胃纳可，二便调。舌红，苔白，脉弦。治法仍以疏肝健脾、养阴安神为主。方药如下：柴胡 15 g，白芍 15 g，枳实 15 g，炒白术 15 g，茯苓 15 g，当归 10 g，百合 15 g，夜交藤 30 g，酸枣仁 15 g，合欢皮 15 g，生地黄 15 g，素馨花 10 g，醋香附 15 g，炙甘草 6 g。共 7 剂，每日 1 剂，水煎至 250 mL，饭后半小时温服，复煎。若睡眠改善，嘱其阿普唑仑可减至 0.2 mg，睡前服。

辨治思路：

本例患者因家庭烦琐事，思虑过度，肝气郁结导致失眠，临床上多见。逍遥散是千古名方，具有疏肝解郁、健脾和营的作用，主治肝郁血虚脾弱之证，而百合地黄汤则出自《金匮要略》，由生地黄与百合两味药组成，具有养阴清热、补益心肺之功效，是百合病之阴虚内热证的常用方剂。对于临床上肝郁脾虚，兼有内热的失眠患者，在跟诊陈镜合教授过程中常常见到他使用此合方来治疗，效果佳。故对于此患者，亦使用此法此方，方证合一，再配合夜交藤、酸枣仁等安神助眠之药，治疗达到较好效果。

医案赏识 2

姓名：周××　　**性别**：女　　**年龄**：49 岁　　**初诊时间**：2020－04－12

问诊：反复入睡困难 3 月余。烦躁易怒，难入睡，多梦易醒，伴反酸、嗳气、口苦，偶有胸闷，每天接近早上5点才能入睡，无恶寒发热，无头痛，无腹痛腹泻等不适，胃纳一般，小便正常，大便难解，2~3天一解，质硬。患者为饭店经营者，每天忙完至凌晨1点多，到睡觉时难以入眠。吸烟史多年。

望诊：发育正常，营养尚可，形体偏瘦，舌红，苔黄厚腻。

闻诊：言语清楚，呼吸声音正常。

切诊：脉象弦滑。

体查：神志清，对答切题，心肺听诊未见异常。

检查：未查。

中医诊断：不寐病。　　**证候诊断**：痰湿气滞证。

西医诊断：睡眠障碍。

治法：清化痰热，行气安神。

方药：温胆汤合四逆散加减。竹茹15 g，茯苓15 g，法半夏10 g，陈皮10 g，枳壳15 g，柴胡15 g，白芍15 g，青皮10 g，紫苏梗15 g，合欢皮15 g，厚朴15 g，夜交藤30 g，酸枣仁15 g，白术10 g，甘草6 g。共7剂，每日1剂，水煎至250 mL，饭后半小时温服，复煎。

嘱其调节生活方式，尽量12点前睡觉，饮食清淡，少抽烟甚至不抽烟。

二诊：2020-04-25复诊，患者睡眠症状有所改善，较前早入睡，睡眠深度较前好，每晚能睡5小时左右，睡眠质量有所提高，仍有口苦，胃纳可，二便调。舌红略暗，苔黄腻，脉滑。

治法仍以清化痰热、行气安神为主，在原方基础上去青皮、厚朴，加绵茵陈、丹参，加强祛湿、活血、安神之效。方药如下：竹茹15 g，茯苓15 g，法半夏10 g，陈皮10 g，枳壳15 g，柴胡15 g，白芍15 g，紫苏梗15 g，合欢皮15 g，丹参15 g，夜交藤30 g，绵茵陈30 g，酸枣仁15 g，炒白术10 g，甘草6 g。共7剂，每日1剂，水煎至250 mL，饭后半小时温服，复煎。

辨治思路：

患者平素性情急躁易怒，气郁不畅，加之饮食不规律，脾胃运化失常，聚湿成痰，舌脉便是佐证。痰湿气滞的不寐病临床上亦多见，常抓住主症，不寐心烦，胸闷脘痞，伴口苦头重、苔黄腻、脉滑数等。温胆汤合四逆散合方使用，效果颇佳。若不寐较重者，加五味子、夜交藤、合欢皮、柏子仁养心安神，或加生龙骨、生牡蛎、琥珀末以镇静安神，效果甚佳。

医案赏识 3

姓名：沈×× **性别**：男 **年龄**：45 岁 **初诊时间**：2019－11－18

问诊：右侧肢体乏力、言语不利半年，伴失眠1月。2019年6月因“突发言语不利，右侧肢体乏力3小时”在当地住院治疗，诊断为“急性脑梗死”，经过近1个月的治疗，肢体乏力、言语不利症状缓解出院。出院后，因诸事不顺，烦躁，逐渐出现失眠多梦、睡卧不安症状，经过中药、西药治疗，效果欠佳。遂于2019年11月18日就诊，症见言语欠流利，右侧肢体活动尚可，失眠多梦，睡卧不安，甚则彻夜难眠，伴有心烦，头晕，口干口苦，胃纳欠佳，二便调。既往有高血压，没有规范治疗，中风后才引起重视，现血压控制尚稳定。有吸烟及饮酒史。

望诊：发育正常，营养较好，愁苦面容，精神不佳，舌质偏红，苔黄腻。

闻诊：说话语速偏慢，语言清晰，声音正常。

切诊：脉象弦紧。

体查：神清，对答切题，伸舌居中，血压为145/90 mmHg，右侧肢体肌力4级，心肺听诊未见异常。

检查：复查头颅CT提示陈旧性脑梗死。

中医诊断：不寐病。 **证候诊断**：痰热内扰证。

西医诊断：①睡眠障碍。②脑梗死后遗症。③高血压。

治法：化痰清热，安神活血。

方药：温胆汤加减。陈皮10 g，法半夏15 g，茯苓15 g，竹茹10 g，枳壳10 g，白芍10 g，钩藤20 g，牛膝15 g，桃仁10 g，龙骨30 g，牡蛎30 g，甘草6 g。共7剂，每日1剂，水煎至250 mL，饭后半小时温服，复煎。

二诊：2019－11－25复诊，失眠症状稍好转，但改善不明显，仍有失眠多梦、睡卧不安、急躁易怒等症状，舌质红、苔黄，脉弦数。患者从症状、舌象、脉象来看，均有痰、有火，用温胆汤加减，理应方证相合，缘何症状缓解不明显呢？细揣病机，患者中风之后，给生活、工作带来了极大的不便，经常闷闷不乐，急躁易怒，经济及社会关系骤变，精神上承受巨大压力，久之则肝失条达，气郁不舒，郁而化火，火性炎上，扰动心神，神不得安，故出现失眠症状。病位在肝与心，试从肝、心论治。

辨证：肝郁化火，扰乱心神。

治法：清肝泻火，宁心安神。

方药：龙胆泻肝汤加减。龙胆草 10 g，通草 10 g，车前子 15 g，生地黄 15 g，合欢皮 15 g，泽泻 15 g，山栀子 15 g，甘草 6 g，柴胡 10 g，黄芩 15 g，酸枣仁 30 g，远志 12 g。共 7 剂，每日 1 剂，水煎至 250 mL，饭后半小时温服，复煎。

并嘱患者解除思想压力，避免过喜过悲，淡泊名利，凡事顺其自然，不必强求；要养成良好的睡眠习惯，晚餐宜清淡，不宜过饱，忌饮浓茶、咖啡等，并建议睡前温水沐足。

三诊：2019－12－03 复诊，失眠多梦、心烦易怒症状大大好转，每晚能睡 5～6 小时。言语不利、失眠症状得到明显改善，情况良好，并投入正常的工作之中。

辨治思路：

龙胆泻肝汤原载于《兰室秘藏》，本方龙胆草大苦大寒，上泻肝胆实火，下清下焦湿热，为本方泻火除湿两擅其功的君药。黄芩、山栀子具有苦寒泻火之功，配伍龙胆草为臣药。泽泻、通草、车前子清热利湿，使湿热从水道排除；肝主藏血，肝经有热，易耗伤阴血，加以用苦寒燥湿，再耗其阴，故用生地黄、当归滋阴柔肝养血，以使标本兼顾；柴胡疏肝解郁，兼引诸药入肝经；甘草有调和诸药之效。诸药合用，肝火得清，肝郁得解，心神安宁，失眠自愈。

睡眠的障碍往往容易引起人体免疫力低下、精神烦躁、焦虑不安、记忆力下降，同时还容易引发高血压、神经衰弱、心脑血管意外以及心理疾患等，严重的甚至造成猝死。现代都市中，随着生活节奏加快、工作压力加大，社会竞争越发激烈，许多人产生了抑郁、焦虑的精神状态，从而导致了失眠的发生。本例患者为中年男性，社会的白领阶层，平素生活节奏快，工作压力大，加之中风之后，思虑过度，劳心伤神，心烦易怒，肝失条达，气郁不舒，郁而化火，火性炎上，扰动心神，神不得安则失眠。故以龙胆泻肝汤为主方，考虑到失眠都有心神不宁的病理变化，故方中酌情加酸枣仁、远志两味药物以宁心安神，达到改善睡眠的作用，使得该方具有疏肝泻火、宁心安神的功效。诸药合用，使肝得以疏，火得以泻，郁得以解，神得以安，从而达到治疗失眠的目的。

腰痛

腰痛是指以腰部疼痛为主要症状的一类病证，表现在腰部一侧或两侧或腰脊当中，常为肾虚邪客腰部，血气运行不畅，脉络绌急，腰府失养所致。病在经络，根源在肾。《素问·脉要精微论篇》指出“腰者，肾之府，转摇不能，肾将惫矣”，说明肾虚是腰痛的内在发病基础。

临床上常见的腰痛有寒湿腰痛、湿热腰痛及肾虚腰痛，寒湿腰痛表现为冷痛、重着，阴雨天或局部受冷后疼痛加剧，遇温痛减。湿热腰痛表现为刺痛，腰部有热感，遇热痛甚。肾虚腰痛表现为酸痛、隐痛，时痛时止，绵绵不休，劳即痛，喜揉喜按，膝腿无力。亦有外伤腰痛，如有外伤病史，突然发生，刺痛，或剧痛难忍，痛无休止，腰部拒按，活动明显受限，等等。

腰痛内科治疗的原则是虚者补肾壮腰，兼调养气血，实者祛邪通络。常用温补、滋阴、补肾壮腰之法补其肾，散寒、燥湿、清热、疏风、活血之法祛其邪。临证上治疗，切忌见痛止痛，要辨证分析，必要时要完善腰椎的 X 光、CT、MRI、泌尿系统彩超、尿液分析、风湿项目等检查，防止误治失治。

医案赏识 1

姓名：曾××　　**性别**：女　　**年龄**：35 岁　　**初诊时间**：2019-01-05

问诊：反复腰部酸痛伴乏力困倦 2 年，加重 1 个月。2 年前因产后调护不当，常抱幼儿致腰痛，当时简单处理后好转，但未能规范治疗，此后腰痛反复发作。1 个月前因天气阴雨转凉，腰痛复发加重，疼痛持续，遇温热痛减。平素怕冷，腰背部尤明显，乏力气短，容易困倦，睡眠不佳，大便溏，小便正常。平素月经量少，有血块。

望诊：发育正常，营养较好，舌淡，苔白。

闻诊：言语清楚，呼吸声音正常。

切诊： 脉象细弱。

体查： 神清，精神疲倦，心肺听诊未见异常。双肾区叩击痛（－）。腰椎棘突压痛（－）。

检查： 尿分析、泌尿系统彩超及腰椎MRI未发现异常。

中医诊断： 腰痛病。 **证候诊断：** 气血亏虚兼肾虚证。

西医诊断： 腰肌劳损。

治法： 补益气血，固肾止痛。

方药： 八珍汤加减。炒白术15 g，茯苓15 g，当归10 g，炙甘草6 g，白芍15 g，川芎15 g，太子参30 g，生地黄15 g，生黄芪30 g，桑葚15 g，枸杞子15 g，淮山药20 g，盐杜仲15 g，陈皮10 g，五指毛桃30 g。共7剂，每日1剂，水煎至250 mL，饭后半小时温服，复煎。随访服药后，腰痛症状好转，气力明显比之前要好，纳眠佳，二便调。

二诊：2019－02－21 患者近日因天气变冷，腰痛再复发，腰膝酸软乏力，症状同前，夜尿多，舌淡，脉细，苔白。仍属血亏虚兼肾虚，肾虚症状突出，仍以补益气血、固肾止痛为法。加强补肾。故在前方的基础上，把太子参改为党参，生地黄改为熟地黄，去白芍，加入淫羊藿、续断、菟丝子补肾气、益精血之品。方药如下：

炒白术15 g，茯苓15 g，当归10 g，炙甘草6 g，陈皮10 g，川芎15 g，党参30 g，熟地黄15 g，生黄芪30 g，桑葚15 g，枸杞子15 g，淮山药20 g，盐杜仲15 g，菟丝子15 g，续断15 g，淫羊藿15 g，五指毛桃30 g。共7剂，每日1剂，水煎至250 mL，饭后半小时温服，复煎。

三诊：2019－03－01 复诊，症状好转，精气神较前好。为巩固治疗，守方14剂。嘱其注意作息，避免腰部大幅度的活动及用力。半年后随访，腰痛未复发。

辨治思路：

本病主要是因产后调理不佳，致气血亏虚，加之平素劳累劳作过度，导致的腰痛。气血亏虚是患者的发病基础，肾虚是患者发病的根本。治疗上，在补益气血的同时，加强补肾通络止痛，从而达到效果。

医案赏识 2

姓名： 王×× **性别：** 男 **年龄：** 39岁 **初诊时间：** 2019－04－16

问诊： 腰部疼痛伴困倦乏力1月余，加重1周。1个月前出现腰部疼痛，腰痛沉重不适，口干口苦，纳眠差，大便质黏，小便偏黄。

望诊：发育正常，营养较好，舌淡，苔黄浊。

闻诊：言语清楚，呼吸声音正常。

切诊：脉象细弱。

体查：神清，精神疲倦，心肺听诊未见异常。双肾区叩击痛（-）。腰椎棘突压痛（-）。

检查：尿分析、泌尿系统彩超未发现异常。腰椎CT提示L4/L5腰椎间盘轻度膨出。

中医诊断：腰痛病。　　**证候诊断：**肾虚湿热证。

西医诊断：腰痛查因疑腰椎间盘突出，腰肌劳损。

治法：祛湿补肾止痛。

方药：四妙散加减。薏苡仁30 g，白术15 g，牛膝15 g，黄檗10 g，淮山药20 g，杜仲20 g，桑寄生20 g，枳壳15 g，茯苓15 g，桑葚15 g，续断15 g，绵茵陈30 g，泽泻10 g，姜厚朴15 g，枸杞子15 g，生甘草6 g。共14剂，每日1剂，水煎至250 mL，饭后半小时温服，复煎。服后电话随访诉症状好转。

二诊：2019-07-25复诊。患者最近饮食失节，经常熬夜，喝啤酒，症状再犯，腰部酸痛，双腿乏力，舌淡，苔白，舌根黄浊，脉象细弱。仍以补肾祛湿为法。方药如下：

薏苡仁30 g，白术15 g，牛膝15 g，黄檗15 g，淮山药20 g，杜仲20 g，桑寄生30 g，枳壳15 g，茯苓15 g，桑葚15 g，续断15 g，绵茵陈20 g，狗脊15 g，葛根30 g，枸杞子15 g，生甘草6 g。共14剂，每日1剂，水煎至250 mL，饭后半小时温服，复煎。嘱其清淡饮食，按时作息，避免劳作过度。1个月后电话随访，腰痛未复发。

医案赏识3

姓名：郑××　　**性别：**男　　**年龄：**52岁　　**初诊时间：**2020-05-28

问诊：反复腰部疼痛2月余，加重3天。2个月前饮用啤酒后出现腰部疼痛，活动后可减轻，伴有双膝无力，口干，夜尿多，有早泄现象，胃纳可，睡眠较差，大便质黏不畅。有糖尿病、高血脂、高血压病史、烟酒史，平素喜食肥甘。

望诊：发育正常，营养较好，舌红，苔黄腻。

闻诊：言语正常，呼吸声音正常。

切诊：脉象弦数。

体查：神清，精神疲倦，心肺听诊未见异常。双肾区叩击痛（-）。腰椎棘突痛（-）。

检查：尿分析、泌尿系统彩超及腰椎MRI未发现异常。

中医诊断：腰痛病。　　**证候诊断**：肾虚湿热证。

西医诊断：①腰肌劳损。②2型糖尿病。③高脂血症。

治法：补肾祛湿，舒筋止痛。

方药：六味地黄汤合四妙散加减。山茱萸10 g，淮山药20 g，泽泻10 g，茯苓15 g，薏苡仁30 g，白术15 g，黄蘖10 g，桑葚15 g，杜仲20 g，枳壳15 g，续断15 g，绵茵陈15 g，枸杞子15 g，金樱子15 g，益智仁15 g。共7剂，每日1剂，水煎至250 mL，饭后半小时温服，复煎。

辨治思路：

上述两例病患（医案赏识2、医案赏识3），平素嗜食肥甘，脾胃运化不足，滋生湿热，湿热壅于腰部，筋脉弛缓，经气不行，致腰部疼痛，湿热日久，易耗伤阴津，加之平素工作繁忙，作息不当，劳则气耗伤肾。两病例均为本虚标实的患者，临床上常见。此类腰痛患者，一般舌红，苔黄腻甚至黄厚。治疗上，补虚泻实，标本兼顾。清利湿热的同时，佐以滋阴补肾，选用滋阴不恋湿的药物，如桑葚、枸杞子、杜仲、续断等，根据患者的病证，灵活处方用药。

医案赏识4

姓名：巫××　　**性别**：男　　**年龄**：64岁　　**初诊时间**：2020-06-14

问诊：反复腰部疼痛2月余，加重1天。2个月前出现腰部疼痛，呈酸胀刺痛感，当时自行贴止痛膏治疗，效果不明显，症状一直持续。1天前，腰痛症状突然加剧，疼痛难忍，活动不能，遂到某大学附属医院急诊就诊，行相关检查后，给予止痛消炎等对症处理，疼痛有所缓解。患者要求中药治疗。刻诊见腰部疼痛，右侧尤甚，呈胀痛感，口干口苦，恶心欲呕，无发热恶寒，无腹痛腹泻，胃纳睡眠差，大便正常，小便黄。有吸烟及喝酒史。

望诊：发育正常，营养较好，痛苦面容，舌淡红，苔黄腻。

闻诊：言语低微，呼吸声音正常。

切诊：脉象弦。

体查：腰平软，全腰无压痛、反跳痛，墨非氏征（－），右肾区叩击痛（＋）。

检查：某附属院彩超示右肾轻度积液，右侧输尿管上段扩张，中下段显示不清，右肾结石（0.6 cm×0.4 cm）。

中医诊断：腰痛病。　　**证候诊断：**湿热下注证。

西医诊断：①右肾结石。②右侧输尿管结石。③右肾积水伴输尿管梗阻。

治法：清热祛湿，通淋排石。

方药：八正散加减。金钱草 30 g，海金沙 30 g，鸡内金 15 g，醋香附 15 g，白茅根 15 g，叶下珠 30 g，凤尾草 30 g，炒白术 15 g，茯苓 15 g，瞿麦 15 g，盐杜仲 15 g，萹蓄 15 g，五指毛桃 30 g，炙甘草 6 g。共 7 剂，每日 1 剂，水煎至 250 mL，饭后半小时温服，复煎。

二诊：2020－06－21 复诊，患者腰痛症状好转，舌淡红，苔微黄。守方再进 5 剂。嘱其在体力允许的前提下多走楼梯，多喝水。微信随访，2020－07－01 复查中下腹 CT，未发现肾结石及梗阻，患者喜出望外。

辨治思路：

此例为一例肾结石引起的腰痛，患者平素喜食肥甘，而且喜欢喝酒，酿成湿热，湿热蕴结日久，尿液杂质结为沙石头，故引起腰痛。患者因肾结石的体积不大，可以行中药排石。中药治疗泌尿道结石，主要还是以通利为主，通常以八正散加减，加上“三金”——金钱草、海金沙、鸡内金，效果非常好。肾结石的患者平素应当清淡饮食，多喝水，不然容易反复出现。

患者结石腰痛，疼痛剧烈，属于急症。通过相关检查，排除急诊手术指征，求助中医，运用陈镜合教授现代中医的学术思想：对于普通的急症患者，如果可以单纯用中医药解决，则不用或少用西药，能中不西，先中后西，中西医结合。在治疗上，也运用陈镜合教授治疗泌尿系结石的经验，他认为，此类患者多为虚实夹杂，要注意其舌象脉象，如果体虚体弱，可适当加一些补气行气之药，在加强排石效果的同时，亦可顾护正气。故在治疗此患者的过程中，谨守患者的病因病机，在陈镜合教授的学术思想及临证经验的指导下，获得奇效，避免日后可能遭受手术之苦，医患欢心。

眩晕

眩晕是指患者所感到的自身或周围物体旋转的主观感觉，常伴有恶心、呕吐、耳鸣和出汗等一系列症状。“眩”是指眼花、眼黑。轻者稍作闭目即可恢复；重者两眼昏花缭乱，视物不清。“晕”是指头晕、旋转。轻者如坐舟车，飘摇不定；重者旋摇不止，难以站立，甚则晕倒，面色苍白，胸中泛恶。

《黄帝内经》对眩晕的病因病机做了较多的论述，最为经典的论述是“储风掉眩，皆属于肝”，认为眩晕属肝为主，与髓海不足、血虚、邪中等多种因素有关。汉代张仲景论述“病痰饮者，其人苦冒眩”，认为痰饮是眩晕的重要致病因素之一。明清时期，张景岳强调“无虚不作眩”，认为虚证是导致眩晕的主要因素之一。

眩晕诊断主要以症状为主，可见头晕目眩，视物旋转，轻者闭目即止，重者如坐车船，甚则仆倒。可伴有恶心呕吐、眼球震颤、耳鸣耳聋、汗出、心悸、心慌、面色苍白等。辨证论治时要辨相关的脏腑以及标本虚实。

眩晕的治疗，常用补虚泻实、调整阴阳为法。眩晕是临床常见病症，可见于梅尼埃病、良性位置性眩晕、低血糖症、高血压病、低血压症、脑动脉硬化症、椎－基底动脉供血不足、贫血等。眩晕产生的原因是多方面的，注意原发病的治疗。临床所见，虚实夹杂，病情复杂，经常是多种证型混合出现。若症状反复发作，临床治疗效果不佳，必须完善相关检查，查明原因，明确诊断，切勿失治误治。

医案赏识 1

姓名：黎××　　性别：女　　年龄：46岁　　初诊时间：2018－11－26

问诊：反复头晕1年，加重1周。伴有乏力困倦，口干欲饮，口苦咽干，腰背酸痛，睡眠不佳，易醒梦多，易烦躁易怒，偶有头痛、胸闷，无发热，无呕吐，二便调。月经不规律。

望诊：发育正常，营养一般，体形偏瘦，面白少神，舌淡，苔薄白。

闻诊：言语清楚，说话较急，呼吸声音正常。

切诊：脉象弦细。

体查：神志清，对答切题，心肺听诊未见异常。神经系统查体（-）。

检查：血分析、肝肾功能等检查未见异常。

中医诊断：眩晕病。　　**证候诊断：**气血不足兼气滞证。

西医诊断：围绝经期综合征。

治法：补益气血，行气止眩。

方药：八珍汤合四逆散加减。当归 10 g，川芎 15 g，生地黄 15 g，赤芍 15 g，柴胡 10 g，枳壳 15 g，紫苏梗 15 g，党参 30 g，茯苓 15 g，白术 15 g，桑葚 15 g，夜交藤 30 g，炙甘草 6 g。共 7 剂，每日 1 剂，水煎至 250 mL，饭后半小时温服，复煎。

中药复煎后，加生姜两片，煎煮三遍，睡前沐足助眠。

二诊：2018-12-03 复诊，患者服药后，眩晕症状减轻，睡眠亦改善，守方再进 7 剂。

辨治思路：

《黄帝内经》云："七七任脉虚，太冲脉衰少，天癸竭。"此患者的头晕表现为气血不足的症状，气虚则清阳不展，血虚则脑失所养，故见头晕。心主血脉，其华在面，血虚则面色苍白，气血亏虚则见乏力困倦，故用八珍汤补益气血。肝主疏泄，肝气郁滞则急躁易怒，睡眠不佳，患者急躁易怒，睡眠不佳，属肝气不疏，气机阻滞，故在补益气血的同时，配合四逆散疏肝行气解郁，便能奏效。

医案赏识 2

姓名：谢×× 　**性别：**女　 **年龄：**76 岁　 **初诊时间：**2019-10-15

问诊：反复头晕 1 周余。患者 1 周前因与家人争吵后出现眩晕，行走困难，不敢睁眼，睁开自觉天旋地转，伴恶心欲呕，不欲饮食，曾在当地医院就诊，查头颅 CT 未发现异常，诊断为"美尼尔氏综合征"，经过补液等治疗后，症状有所好转，但反复发作，伴恶心欲吐，眼睛发胀，胃纳睡眠差，二便调。

望诊： 家人搀扶来诊室就诊。发育正常，营养略差，面色红，舌红，苔白腻。

闻诊： 言语清楚，呼吸声音正常。

切诊： 脉象弦紧。

体查： 血压 150/85 mmHg，心率 96 次/分。神经系统查体（－）。

检查： 外院查头颅 CT 未发现异常。

中医诊断： 眩晕病。　　**证候诊断：** 肝阳上亢，痰阻清窍证。

西医诊断： 眩晕查因。疑为高血压。

治法： 平肝泻火，化痰开窍。

方药： 天麻钩藤饮加减。天麻 15 g，钩藤 15 g，栀子 15 g，石决明 30 g（先煎），牛膝 15 g，杜仲 15 g，法半夏 15 g，白术 15 g，茯苓 20 g，竹茹 15 g，夜交藤 30 g，甘草 6 g。共 3 剂，每日 1 剂，水煎至 200 mL，饭后半小时温服，复煎。

清淡饮食，舒畅心情，注意休息。

二诊：2019－10－18 在家人陪伴下前来复诊，患者诉服完药后，头晕呕吐症状好转，睡眠亦有改善，偶有眼睛干涩，腰酸口干，胃纳可，二便调，舌红，舌苔较前变薄，脉细。患者有化火伤阴之象，治法以平肝泻火、滋养肝肾为主，在原方基础上去竹茹、石决明等，加入生地黄、麦冬、枸杞子等滋养肝肾之药。方药如下：天麻 15 g，钩藤 15 g，栀子 15 g，牛膝 15 g，杜仲 15 g，法半夏 15 g，白术 15 g，茯苓 20 g，麦冬 15 g，枸杞子 15 g，生地黄 15 g，甘草 6 g。共 3 剂，每日 1 剂，水煎至 200 mL，饭后半小时温服，复煎。

辨治思路：

患者与家人争吵后出现眩晕，乃肝阳上扰所致，首诊以天麻钩藤饮加减治疗，服药后，有所好转，然复诊时出现眼睛干、口干等化火伤阴之象，故在原方基础上去竹茹、石决明等，加入滋养肝肾之药，滋水涵目以止眩。患者头晕有呕吐，服药时注意药物煎煮的量及服用方法，可少量多次频服，以减少对胃肠道的刺激。

医案赏识 3

姓名：冯×× **性别**：男 **年龄**：53岁 **初诊时间**：2018－10－15

问诊：头晕2月余。呈昏沉感，无头痛，休息后可缓解，偶有全身乏力，腰背酸痛，视目模糊，口干，眼睛干涩，无畏寒发热，无胸闷胸痛，无心悸气促，无腹胀腹痛等不适，胃纳一般，睡眠差，梦多，有大便不尽感，小便正常。既往有高血压病史。

望诊：发育正常，营养一般，体形瘦，舌红，苔少。

闻诊：言语清楚，说话声音低沉，呼吸声音正常。

切诊：脉象沉细。

体查：神志清，对答切题，心肺听诊未见异常。神经系统查体（－）。

检查：血脂示总胆固醇为6.74 mmol/L，甘油三酯为2.62 mmol/L；颈椎片示部分颈椎轻度骨质增生；心电图示窦性心律不齐，T波改变。

中医诊断：眩晕病。 **证候诊断**：肝肾阴虚证。

西医诊断：①头晕查因：疑高血压或颈椎病。②高脂血症。③高血压。

治法：平肝补肾，养阴止眩。

处方：杞菊地黄丸加减。枸杞子15 g，菊花15 g，熟地黄15 g，山萸肉10 g，淮山药15 g，泽泻15 g，牡丹皮10 g，茯苓10 g，牛膝30 g，川芎10 g。共7剂，每日1剂，水煎至200 mL，饭后半小时温服，复煎。

辨治思路：

肝主疏泄，肾主封藏，肝气疏泄可促使肾气封藏有度。当肝阴充足，则下藏于肾，肾阴旺盛，则上滋肝木，故“肝肾同源”。而肝阴虚可下及肾阴，使肾阴不足，肾阴虚不能上滋肝木，致肝阴亦虚，故出现眩晕、视物模糊、口干等症状。

方中枸杞子、菊花滋肾养肝；熟地黄滋阴养血；山萸肉滋肾益肝；淮山药滋肾补脾；泽泻、茯苓、牡丹皮利水渗湿，补中寓泻；川芎行气活血，上行头目，牛膝归肝、肾经，补肝肾，引血下行，川芎配牛膝，一上一下，通行经脉而止眩。

头痛

头部为“诸阳之会”“清阳之府”，又为髓海之所在，居于人体之最高位，五脏精华之血、六腑清阳之气皆上注于头，手足三阳经亦上会于头。头痛是一种临床常见的自觉症状，既可以是独立的病证，又能作为一种伴随症状出现。头痛部位多在头部一侧额颞、前额、巅顶，或左或右辗转发作，或呈全头痛。头痛的性质多为跳痛、刺痛、胀痛、昏痛、隐痛，或头痛如裂等。头痛每次发作可持续数分钟、数小时、数天，也有持续数周者。头痛的发生无明显季节性，男女均可发病。

头痛之病因分外感与内伤两类。外感多因六淫邪气侵袭，内伤多与情志不遂、饮食劳倦、跌打损伤、体虚久病、禀赋不足、房劳过度等因素有关。外感头痛，因感受外邪引起，主要是外感六淫之邪致病，临床常见者多风寒头痛、风热头痛、风湿头痛几种类型。内伤头痛，是脏腑气血失调所致，临床常见者，可见于许多急、慢性疾病的发作过程中，情况非常复杂，辨治并非简易。病因有外感、内伤之分，病位有局部与全身的关系，证候有寒热虚实之辨，既涉及脏腑、经络，又与五官有联系，主要有肝阳头痛、血瘀头痛、痰浊头痛几种类型。头痛从六经辨证来分，前额痛多为阳明头痛，侧头痛多为少阳头痛，后枕痛多为太阳头痛，巅顶痛多为厥阴头痛。

临证诊治头痛，应详细询问患者的头痛家族史，平素的心境和睡眠情况；头痛发病的急缓，发作的时间、性质、部位、缓解及加重的因素；详细进行体格检查，对久治不愈的头痛，应根据个体情况完善必要而合适的辅助检查，如头颅 CT、MRI、脑电图等。

临床上治疗头痛，在辨证施治的基础上，可适当地选用不同的“引经药”，可发挥更好的治疗效果，如太阳头痛可选羌活、蔓荆子、川芎，阳明头痛可选用白芷、葛根、知母，少阳头痛可选柴胡、黄芩，厥阴头痛可选用吴茱萸、藁本等。此外，根据患者的病因病机，可配合针灸、推拿、点穴等治疗手段，提高疗效。

医案赏识 1

姓名：黎×× 性别：女 年龄：50岁 初诊时间：2018-12-29

问诊：反复头痛1年余，加重1周。伴神疲乏力，腰酸，睡眠差，胃纳一般，大便稀，小便正常。月经量少。

望诊：发育正常，营养一般，体形偏瘦，面色㿠白，舌淡，苔薄白。

闻诊：言语细微，呼吸声音正常。

切诊：头部太阳穴处喜温喜按，按后舒服，头痛缓解，脉细。

体查：心肺听诊未见异常。神经系统查体（-）。

检查：血液分析提示HGB 102 g/L。

中医诊断：头痛病。 **证候诊断**：气血亏虚证。

西医诊断：①血管神经性头痛。②贫血（轻度）。

治法：补益气血，安神止痛。

方药：八珍汤加减。党参15 g，炒白术10 g，茯苓15 g，炙甘草6 g，当归10 g，白芍15 g，川芎15 g，生地黄15 g，夜交藤15 g，酸枣仁15 g，羌活10 g，白芷15 g。共7剂，每日1剂，水煎至250 mL，饭后半小时温服，复煎。

因患者睡眠差，嘱其复煎喝完后，可在中药渣里加入生姜5片，煎煮药液，睡前沐足，改善睡眠。

二诊：2019-01-07复诊，患者头痛症状好转，睡眠也有改善，守方再进7剂。

辨治思路：

患者为围绝经期的女性，出现头痛、睡眠不佳的症状，《黄帝内经》云："七七任脉虚，太冲脉衰少，天癸竭。"患者气血不足，无以濡养清窍则见头痛。痛处喜温喜按、按后舒服，面色㿠白，舌淡，苔薄白，脉细为气血亏虚的佐证，故治疗上以补益气血为法，要在八珍汤的基础上，配以羌活、白芷祛风通络止痛，夜交藤、酸枣仁安神助眠等。

患者头痛、睡眠欠佳，采用中医的外治法——中药沐足，通过向中药渣里加入生姜煎汤药沐足，其中的有效中药成分在热水的热力帮助下，渗透进皮肤，被足部毛细血管吸收，进入人体血液循环系统，可以调理阴阳，达到改善体质、调理身体、治疗疾病的效果，是改善睡眠的治法。

医案赏识 2

姓名：许×× **性别**：男 **年龄**：45 岁 **初诊时间**：2019-03-04

问诊：感冒后头痛 3 天，头痛剧烈，为紧束感，痛连项背，伴有恶风寒，常喜裹头，偶有咳嗽少痰，口淡不渴，疲倦乏力，无发热，无呕吐，纳差，睡眠可，二便调。

望诊：发育正常，营养略差，舌淡，苔薄白。

闻诊：言语清楚，呼吸声音正常。

切诊：脉浮紧。

体查：神清，颈软，瞳孔等大等圆，咽不红，扁桃体未见肿大，心肺听诊未见异常，四肢肌力、肌张力正常，病理征未引出。

检查：血分析、肺部 X 光检查未见明显异常。

中医诊断：头痛病。 **证候诊断**：风寒头痛。

西医诊断：上呼吸道感染。

治法：祛风散寒止痛。

方药：川芎茶调散加减。川芎 15 g，荆芥 15 g，薄荷 10 g，羌活 15 g，白芷 15 g，细辛 5 g，防风 15 g，葛根 30 g，法半夏 10 g，炙甘草 6 g。共 7 剂，每日 1 剂，水煎至 250 mL，饭后半小时温服，复煎。

辨治思路：

患者感冒后头痛持续，风寒之邪未解。头为诸阳之会，风挟寒邪，循太阳经上犯巅顶，寒凝血滞，清阳之气被遏，故见头痛。卫阳被遏，不得宣达，故见恶风寒，遇风尤甚。川芎茶调散有祛风散寒止痛之效，主要治疗外感风邪所致头痛，是治疗头痛的名方，也是临床治疗偏头痛常用的方剂。方中川芎是君药，可行血中之气，祛血中之风，还能引药上行，为治疗外感头痛的要药。

喘病

喘病是指由于感受外邪，情志失调，痰浊内蕴而致肺气上逆，失于宣降，或久病气虚，肾失摄纳，出现以呼吸困难，甚则张口抬肩，鼻翼翕动，不能平卧等为主要临床表现的一种常见病证。严重者可致喘脱、心悸汗出、面青肢冷等。

《丹溪心法·喘》云："六淫七情之所感伤，饱食动作，脏气不和，呼吸之息，不得宣畅而为喘急，亦有脾肾俱虚体弱之人，皆能发喘。"喘证的发病主要在肺和肾。肺为气之主，外邪侵袭或他脏病气上犯（邪实）致肺失宣降；肺虚气失所主，不足以息。肾为气之根，与肺同司气体之出纳。肾元不固（正虚）摄纳失常，肺气上逆，脾虚痰浊内生，上贮于肺（邪实）；或肝气逆乘于肺（邪实），均与肺有关。

喘病的治疗中，实喘治肺，治以祛邪利气，要区别寒、热、痰、气的不同，采用温宣、清肃、祛痰、降气等法。虚喘治肺肾，治以培补摄纳，针对脏腑病机，采用补肺、补肾、温阳、益气、养阴、固脱等法。虚实夹杂，下虚上实，治以攻补兼施，分清主次，权衡标本。

医案赏识 1

姓名：欧××　**性别：**男　**年龄：**56岁　**初诊时间：**2020-04-08

问诊：反复气喘气促10余年，加重1周。伴有咳嗽咯痰，痰白质黏难咯，咽痒，恶寒，胸部胀闷，无发热，无呕吐，胃纳可，睡眠一般，二便调。吸烟史30余年，否认其他病史。

望诊：发育正常，营养略差，舌淡红，苔薄白略滑。

闻诊：言语清楚，呼吸声音急促。

切诊：脉象弦紧。

体查：桶状胸，双肺呼吸音稍弱，双肺可闻及痰鸣音。

检查：肺部 X 光检查提示肺气肿。

中医诊断：喘病。　　**证候诊断**：风寒袭肺，肺失宣降证。

西医诊断：慢性阻塞性肺疾病急性发作。

治法：宣肺散寒，止咳平喘。

方药：三拗汤合止嗽散加减。炙麻黄 10 g，苦杏仁 10 g，生甘草 6 g，百部 15 g，冬瓜子 15 g，紫苏子 15 g，法半夏 10 g，白前 10 g，煅蛤壳 15 g，瓜蒌皮 15 g，浙贝母 10 g，炒枳壳 10 g，陈皮 10 g，茯苓 15 g。共 7 剂，每日 1 剂，水煎至 250 mL，饭后半小时温服，复煎。

二诊：2020－04－15 复诊，气喘气促症状好转，偶有咯痰，舌淡，苔薄白，脉紧。治以宣肺平喘，健脾化痰，予三拗汤合二陈汤加减，方药如下：炙麻黄 10 g，苦杏仁 10 g，生甘草 6 g，茯苓 15 g，冬瓜子 15 g，紫苏子 15 g，法半夏 10 g，白前 10 g，浙贝母 10 g，炒枳壳 10 g，陈皮 10 g，生白术 15 g。共 10 剂，每日 1 剂，水煎至 250 mL，饭后半小时温服，复煎。

辨治思路：

患者喘病反复发作，每每感受风寒或风热之邪症状加重。本次症状以气喘气促、恶寒咯痰等症状为主，四诊合参，为风寒之邪。风寒上受，内合于肺，邪实气壅，肺气不宣，故咳嗽气喘，寒邪伤肺，炼液成痰，故痰多色白。本案首诊运用三拗汤合止嗽散加减，有宣肺散寒、止咳平喘之效。二诊，患者症状好转，观其色，按其脉，邪气渐去，为本虚标实之证，标本兼顾，三拗汤合二陈汤加减，宣肺平喘，健脾化痰，标本同治，奏效。

医案赏识 2

姓名：杜××　　**性别**：男　　**年龄**：73 岁　　**初诊时间**：2017－03－26

问诊：反复气促气喘 20 余年，加重 1 周。有扩张型心肌病病史，一直规范服药治疗，症状时有反复，近一周来咯痰气喘症状加剧，痰多色白，呈泡沫状，伴胸闷气短，不能平卧，纳呆，精神疲乏，腰酸耳鸣，动则气喘加剧，无寒热，无全身浮肿，大便秘结，小便量少。

望诊：发育正常，营养较差，舌质淡红、边有齿痕，舌苔白腻。

闻诊：言语清楚，呼吸急促。

切诊：脉象沉细。

体查：心脏浊音界扩大，心音低钝，心律齐。双肺呼吸音稍粗，双下肺可闻及湿性啰音。

检查：外院查心脏彩超示心脏彩超射血分数为40%。

中医诊断：喘病。　　**证候诊断**：脾肾阳虚，痰饮内停证。

西医诊断：扩张型心肌病，心力衰竭，心功能Ⅲ级。

治法：温肾健脾，化痰祛饮。

方药：真武汤合陈夏六君子汤加减。熟附子10 g（先煎），干姜10 g，白术10 g，党参30 g，茯苓15 g，白芍15 g，陈皮10 g，法半夏15 g，黄芪30 g，枳实15 g，紫菀15 g，炙甘草10 g。共3剂，每日1剂，水煎至100 mL，复煎，少量多次频服。

西医治疗维持原来治疗方案，配合中药治疗。

二诊：2017－03－30复诊，症状明显好转，续照原方7剂，症好一半。

辨治思路：

顽固性心力衰竭属于疑难危重症之一，患者气促气喘，症状反复，十分难受，而且并发症多，死亡率高，临床治疗处理相当困难，此时配合中医中药，辨证施治，能缓解患者一些症状，提高生活质量。本例患者气促气喘多年，反复发作，病久致虚，与脾肾关系密切，脾肾阳虚，气不化饮，痰饮上凌心肺而喘，运用温肾健脾、培土生金之法，获较好的治疗效果。

医案赏识 3

姓名：蒋××　　**性别**：女　　**年龄**：78岁　　**初诊时间**：2018－03－02

问诊：反复咳嗽咯痰30年，气喘8年，加重3天。平素多咯痰不利，多因感冒诱发加重。3天前因天气变化，生活起居不慎而出现气喘加重，动则气促，通宵端坐，不能平卧，咳嗽痰多白沫，口淡不渴，口唇紫绀，汗多，胃纳、睡眠较差，二便调。

望诊：发育正常，营养略差，痛苦面容，张口呼吸，鼻翼翕动，舌淡暗，苔薄白。

闻诊：言语断续，呼吸声音急促。

切诊：脉象沉细数。

体查：可见三凹征，双肺呼吸音粗，可闻见痰鸣音。

检查：肺部CT示肺气肿伴肺部感染。

中医诊断：喘病。　　**证候诊断**：心肾阳虚，痰饮挟瘀证。

西医诊断：慢性阻塞性肺疾病急性发作。

治法：益气温阳，豁痰化饮，活血化瘀。

方药：小青龙汤加减。炙麻黄15 g，桂枝15 g，白芍15 g，细辛6 g，法半夏15 g，五味子10 g，生姜10 g，熟附子6 g（先煎），桃仁15 g，磁石30 g，紫苏子15 g，炙甘草6 g。共7剂，每日1剂，水煎至250 mL，饭后半小时温服，复煎。西医治疗，仍以消炎止咳平喘为主。

辨治思路：

患者病发多年，主要症状表现为咳、痰、喘，近日复感外邪，加重症状，符合外寒里饮之证，舌脉也为佐证，用小青龙汤治疗，正如《金匮要略·痰饮咳嗽病》里所说“咳逆倚息，不得卧，小青龙汤主之”。患者患病日久，久病必虚，伤及肾气，故加入附子、磁石温肾纳气平喘，标本兼治。

医案赏识 4

姓名：钟××　　**性别**：男　　**年龄**：76岁　　**初诊时间**：2019-11-15

问诊：反复咳嗽气喘10余年，加重2月。动则尤甚，咳嗽，少痰，心悸自汗，无发热，无呕吐，纳眠差，大便结，小便调。

望诊：发育正常，营养一般，面色晦暗，唇暗，舌淡暗，苔薄白。

闻诊：言语断续，呼吸声音急促。

切诊：脉象沉细数。

体查：双肺呼吸音粗，可闻及湿性啰音。

检查：血液分析提示白细胞和中性比升高，胸部CT示肺气肿伴左下肺感染。

中医诊断：喘证。　　**证候诊断**：肺肾两虚，兼夹血瘀证。

西医诊断：慢性阻塞性肺疾病急性发作。

治法：肺肾双补，益气活血。

方药：金水六君煎加减。陈皮10 g，法半夏10 g，茯苓15 g，当归10 g，熟地黄10 g，生姜10 g，炙甘草6 g，桑白皮15 g，紫苏子15 g，五加皮15 g，厚朴10 g，桃仁10 g，丹参10 g，红花10 g。共7剂，每日1剂，水煎至250 mL，饭后半小时温服，复煎。

辨治思路：

患者所患为慢性阻塞性肺疾病，气喘、咳嗽、少痰，与肺、肾脏腑相关，故用金水六君煎治疗，肺肾同治。此方由当归、熟地黄合二陈汤（陈皮、法半夏、茯苓、甘草）组成，是景岳先师所创，主治肺肾虚寒、水泛为痰之证。患者面色晦暗，唇暗，舌淡暗，考虑久病必瘀，有血瘀的存在，故配上丹参、红花、桃仁，既可活血化瘀，又能通便平喘。

胁痛

胁痛是指侧胸部，即由腋以下至第十二肋软骨部分的统称，故胁痛系指以一侧或两侧胁肋疼痛为主要表现的病证。常为气滞、血瘀、湿热及实火，或肝之阴阳不足使肝络不畅，气血失养所致。西医学里的急性肝炎、慢性肝炎、肝硬化、肝癌、肝脓肿、肝囊肿、肝血管瘤、肝寄生虫病、胆囊炎、胆石症、胆道蛔虫病、肋间神经痛、胸膜炎及胸膜肥厚粘连、妇女更年期综合征、神经官能症等疾病中，都可能出现以胁痛为主的症状，所以胁痛在临床上也是常见病。

胁痛的基本治则是调理气血，疏通经络，恢复脏腑功能。对实证胁痛，据邪之不同而予利湿解毒清热，或以理气活血、祛瘀通络等祛除邪气法为主，则经络得以通畅。对虚证者，以扶正为主，阴阳气血俱充，阴平阳秘，气血调达，经络自得荣养。虚实并见者，据虚实之轻重、缓急，补泻兼施，或以补为主，补中有通，或以通为主，通中兼补。胁痛一般预后较好。部分可因正虚邪毒滞留，或因失治、误治而渐转为癥积、鼓胀病，则预后不佳。

胁肋疼痛是肝胆疾病常见的症状，临床上常见一些患者产生发怒、生闷气、心情不好等情绪波动的时候，也会出现胁痛。虽然症状表面看起来都一样，但其背后的病机大有不同，临证之时只有分清其中阴阳寒热的差异，才能更好地辨证用药。当胁痛反复发作，治疗效果不佳时，必须完善相关检查，如腹部彩超、胸腹 CT 等，查找病因，切勿失治、误治。

医案赏识 1

姓名：莫××　　**性别**：男　　**年龄**：37 岁　　**初诊时间**：2019-03-15

问诊：反复胁肋部疼痛1月。1个月前因工作忙碌，压力大，经常熬夜，常饮酒，出现胁肋部疼痛，呈游走性，伴嗳气，困倦乏力，无发热，无呕吐，胃纳一般，小便正常，大便不爽。

望诊：发育正常，营养较好，体形中等，舌红，苔薄黄。

闻诊：言语清楚，呼吸声音正常。

切诊：脉象弦数。

体查：腹软，无压痛、反跳痛，肝区叩击痛（-），墨菲征（-）。

检查：验血查肝功能正常，腹部彩超提示轻度脂肪肝。

中医诊断：胁痛病。　　**证候诊断**：肝郁气滞，湿浊困阻证。

西医诊断：①胁痛查因。②轻度脂肪肝。

治法：疏肝行气，祛湿止痛。

方药：柴胡疏肝散加减。柴胡15 g，白芍15 g，生枳壳15 g，陈皮10 g，炒白术15 g，郁金15 g，黄芩15 g，茯苓15 g，川楝子15 g，青皮10 g，法半夏10 g，延胡索15 g，绵茵陈30 g，炙甘草6 g。共7剂，每日1剂，水煎至250 mL，饭后半小时温服，复煎。嘱其畅情绪，调作息。电话随访，症状缓解。

辨治思路：

患者工作忙碌，压力大，肝失条达，阻于胁络，故胁肋胀痛。气属无形，时聚时散，聚散无常，故胁痛游走不定。肝气横逆，易犯脾胃，脾胃不和，湿热中阻，斡旋不利，乃成肝脾不和、湿热内蕴之证，治宜疏肝行气，祛湿止痛。方中柴胡疏木，使半里之邪得以外宣；白芍柔肝止痛；枳壳、郁金、青皮、川楝子、延胡索行气止痛；绵茵陈、黄芩、白术清肝健脾利湿；陈皮、法半夏开结痰、豁浊气，使痰浊得以清化；炙甘草调和诸药。

医案赏识 2

姓名：沈××　　**性别**：男　　**年龄**：42 岁　　**初诊时间**：2018-10-26

问诊：反复两侧胁肋部胀痛3年，加重1周。有乙肝病史，近1周来，胁肋部疼痛加重，厌食油腻，伴恶心呕吐，在当地医院查肝功能异常，治疗后症状不缓解，刻诊见精神倦怠，困倦乏力，胃纳不佳，睡眠一般，大便溏薄，小便清长。

望诊：发育正常，形体消瘦，巩膜、皮肤无黄染，舌淡红，苔白腻。

闻诊：言语清楚，呼吸声音正常。

切诊：脉弦滑。

体查：神志清，对答切题，发育正常，形体偏瘦，言语清楚，巩膜、皮肤无黄染，心肺听诊未见异常。腹软，肝脾肋下未扪及，肝区有叩击痛，四肢肌力、肌张力正常，双下肢无水肿。

检查：外院查肝功能提示谷草转氨酶 400 U/L，谷丙转氨酶 180 U/L，总胆红素、直接胆红素、间接胆红素正常。

中医诊断：胁痛病。　　**证候诊断：**湿毒内蕴，阳气不振证。

西医诊断：慢性活动性肝炎（乙型）。

治法：化湿解毒，通阳止痛。

方药：胃苓汤加减。蔻仁 10 g，薏苡仁 30 g，柴胡 10 g，桂枝 10 g，法半夏 10 g，厚朴 10 g，茯苓 15 g，陈皮 10 g，白芷 10 g，苍术 10 g，甘草 6 g，生姜 10 g。共 7 剂，每日 1 剂，水煎至 250 mL，饭后半小时温服，复煎。

二诊：2018－11－03 复诊，困倦乏力减轻，但肝区仍痛，夜寐不安；腻苔渐化，脉弦滑，去白芷，加延胡索 15 g、绵茵陈 20 g、夜交藤 15 g。再进 10 剂。

三诊：2018－11－13 复诊，精神渐复，夜寐较安，偶有肝区疼痛。苔腻渐化，脉弦。复查肝功能恢复正常，以小柴胡汤加味善后。

辨治思路：

本患者出现困倦乏力、胃纳差、便溏、小便尿清长、苔白舌淡等阳虚证候，但其脉弦滑，可知为湿毒内困、阳气不得伸展所致，故以胃苓汤为主方，化湿解毒，配合桂枝、生姜通阳，湿浊逐渐化开，阳气得通，症状好转，复查肝功能亦正常。患者肝功能异常，多使用清热解毒护肝降酶的方剂中药，然中医治病，紧抓中医病机，辨证施治，不治肝而肝功能自复，故中医临证之时，对西医的一些检查结果应予参考，中医辨证施治，仍以中医的思维为主。

呕吐

呕吐是一个症状，是由胃失和降、气逆于上引起的病证。古人以有物有声谓之呕，有物无声谓之吐，无物有声谓之干呕，无声无物谓之呕心。呕吐的病名最早见于《黄帝内经》，呕吐临床证候特征不尽一致，表现多样，或干呕，或无声而呕吐，或声高而呕吐，甚或呕吐如喷；或食后即吐，或良久复出，或不食干呕；或呕吐新入之食，或呕吐不化之宿食，或呕吐涎沫；呕吐之物或多或少。

呕吐常有诱因，如闻及特殊气味，饮食不节，情志不遂，以及寒暖失宜等因素，皆可诱发呕吐，或使呕吐加重。本病常伴有脘腹满闷不舒、厌食、反酸嘈杂等，呕吐多偶然发生，但亦有反复发作者。其证候特征常由于寒热虚实之异，而有不同的表现。

呕吐的总病机是胃失和降，胃气上逆，病位在胃，与肝、脾关系密切。治疗呕吐以和胃降逆为原则。东汉张仲景创立了许多至今还行之有效的治疗呕吐的方剂，如小半夏汤、大半夏汤、生姜半夏汤、半夏泻心汤、吴茱萸汤、小柴胡汤等。呕吐不止的患者，应卧床休息，密切观察病情变化。服药时，选择刺激性气味小的。服药方法上，应少量频服为佳。根据患者情况，以热饮为宜，并可加入少量生姜或姜汁。若呕吐剧烈，进食困难，可配合针灸等综合治疗。

若呕吐病因不明，应完善胃肠镜、上消化道钡餐、腹部 B 超、头部 CT 或 MRI、腹平片、妊娠试验及电解质等检查。

医案赏识 1

姓名：周×× 性别：男 年龄：36 岁 初诊时间：2019－11－12

问诊：反复恶心欲呕 1 年余，加重 1 周。患者 1 年前出现恶心欲呕的症状，情绪紧张时加重，曾在当地医院行胃镜检查，未发现异常。近1周来，工作压力大，情绪紧张，恶心欲呕症状加重，以干呕为主，无呕吐胃内容物，无腹痛腹泻，无发热，无胸闷，胃纳一般，睡眠较差，二便调。

望诊：发育正常，营养一般，体形偏瘦，舌红，苔微黄腻。

闻诊：言语清楚，善太息，呼吸声音正常。

切诊：脉象弦。

体查：腹软，全腹无压痛、反跳痛。

检查：曾在外院行胃镜检查，食道及胃未发现异常。HP（-）。

中医诊断：呕吐病。　　**证候诊断：**肝郁气滞证。

西医诊断：神经性呕吐。

治法：疏肝解郁，行气止呕。

方药：半夏厚朴汤加减。法半夏15 g，厚朴10 g，茯苓15 g，紫苏梗15 g，白芍15 g，生枳壳15 g，柴胡15 g，竹茹15 g，陈皮10 g，栀子15 g，甘草6 g。共7剂，每日1剂，水煎至250 mL，饭后半小时温服，复煎。

辨治思路：

患者工作压力大，情绪易紧张，致肝气不舒，横逆犯胃，胃失和降，故容易恶心欲呕，一遇事情情绪紧张就加重，故治疗上以疏肝和胃、降逆止呕为法，以半夏厚朴汤加减，针对患者舌红、苔黄腻等热象，加入竹茹、栀子亦有清肝泻火降逆之意。

电话随访，症状好转。患者诉一有症状，守方治疗，也取得疗效。

医案赏识 2

姓名：谢××　　**性别：**男　　**年龄：**32岁　　**初诊时间：**2019-04-18

问诊：呕吐，伴发热2天。患者2天前冒雨打篮球，当晚即出现发热恶寒，伴有上腹部不适，继而呕吐未消化的食物。自服感冒药后，症状稍有好转，但呕吐未见明显改善，每日呕吐2～3次胃内容物乃至清涎。刻诊见呕吐涎沫，伴发热恶寒，无汗，头身疼痛，胸脘满闷，腹胀，无腹泻，胃纳、睡眠差，二便调。

望诊：发育正常，营养一般，精神疲倦，舌红，舌苔白腻。

闻诊：言语清楚，呼吸声音正常。

切诊：脉象弦紧。

体查：体温 38.6 ℃。双肺呼吸音清，上腹部轻压痛、无反跳痛。

检查：未检查。

中医诊断：呕吐病。　　**证候诊断**：外邪犯胃证。

西医诊断：胃肠型感冒。

治法：解表和中，化浊止呕。

方药：藿香正气散加减。藿香 15 g，法半夏 10 g，陈皮 10 g，白术 15 g，茯苓 15 g，大腹皮 9 g，厚朴 10 g，紫苏叶 10 g，白芷 10 g，桔梗 10 g，竹茹 15 g，炙甘草 6 g。共 3 剂，每日 1 剂，水煎至 250 mL，饭后半小时温服，复煎，少量多次服用。

嘱起居有节，生活有节，避免风寒暑湿秽浊之邪入侵；保持心情舒畅，避免精神刺激；清淡饮食，少食多餐。

辨治思路：

患者打球淋雨，外感风寒之邪，内扰胃腑，浊气上逆，故见呕吐；风寒之邪束于肌表，营卫失和，故见发热恶寒，头身疼痛；湿浊中阻，阻滞气机，故见上腹部疼痛。以藿香正气散对证，藿香、紫苏、厚朴疏邪化浊，法半夏、陈皮、大腹皮和胃降逆，茯苓、白术健脾化湿，白芷散寒止痛，桔梗宣肺祛痰化湿，竹茹化痰止呕，炙甘草调和诸药。患者呕吐发热，配合生活起居调节，中药少量多次频服，故奏效。

医案赏识 3

姓名：冼××　　**性别**：女　　**年龄**：68 岁　　**初诊时间**：2018－12－16

问诊：反复恶心呕吐 1 年，加重 3 天。患者近 1 年来恶心呕吐，面色苍白，饮食稍多即反胃吐食，时作时止，大便溏薄，曾在当地医院做相关检查及治疗，症状缓解不明显，经常自得用生姜煎汤治之，稍有缓解。3 天前因饮食不当，过食生冷之品，当晚半夜突然发生呕吐，呕吐宿谷及清水，现症见呕吐清水不止，口干不欲饮，喜暖恶寒，倦怠乏力，四肢不温，口干但不欲饮，胃纳、睡眠较差，小便正常，大便溏薄。

望诊：发育正常，营养略差，精神差，面色㿠白，舌质淡，苔白。

闻诊：言语低沉无力，呼吸声音正常。

切诊：全腹软，上腹部压痛。脉濡弱。

体查：外院胃镜检查示慢性胃炎。

检查：全腹软，上腹部轻压痛、无反跳痛。

中医诊断：呕吐病。　　**证候诊断：**脾胃阳虚证。

西医诊断：呕吐查因，疑慢性胃炎。

治法：温中健脾，和胃止呕。

方药：丁蔻理中汤加减。干姜10 g，党参15 g，白术10 g，炙甘草6 g，豆蔻10 g，柿蒂10 g，砂仁6 g（后下），陈皮10 g，丁香5 g。共7剂，每日1剂，水煎至250 mL，饭后半小时温服，复煎。

辨治思路：

患者反复呕吐，脾胃虚寒，中阳不振，饮食不慎即呕吐，时作时止；阳虚不能温布，故面色㿠白，倦怠乏力，四肢不温；中焦虚寒，气不化津，故口干不饮；脾虚运化失节，则大便溏。理中丸中党参、白术健脾益胃；干姜、炙甘草甘温和中；丁香温中降逆；蔻仁温中行气，化湿消痞；柿蒂和胃止呕；加入砂仁、陈皮理气降逆止呕。

随着生活条件的改善、生活习惯的改变，因脾胃虚寒所致的胃肠症状的患者在临床上多见，陈镜合教授对于此类症状患者常用丁蔻理中汤加味，温中健脾，行气降逆而达到治疗效果。

水肿

水肿是指体内水液潴留，泛滥肌肤，引起的以头面、眼睑、四肢，甚至全身浮肿，严重者还伴有胸腔积液腹腔积液等为临床特征的一类病证。在《黄帝内经》中称为“水”“水气”，并根据不同的症状分为风水、石水、涌水。《金匮要略》将水肿称为“水气”，以表里上下为纲，分为风水、皮水、石水、正水、黄汗，又按五脏的发病机制及其证候分为心水、肺水、肝水、脾水、肾水。而到了唐宋，在《丹溪心法·水肿》里，就把水肿分为阴水、阳水。

水肿的病因病机，近代多以为是外感内伤、本虚标实、虚实夹杂，有风邪袭表、疮毒内犯、外感水湿、饮食不节及禀赋不足、久病劳倦等。形成水肿的机理是肺失通调，脾失转输，肾失开阖，三焦气化不利。水肿的辨证，要注意区分阴水、阳水，阴水起病缓，病程长，水肿自下而上，下半身肿甚，肤色萎黄，按之凹陷难复，同时伴有神疲气怯，劳则病加，小便不赤涩，大便溏。阳水起病急，病程短，水肿自上而下，上半身肿甚，肤色光亮，按之凹陷易复，同时伴有小便短涩黄赤，大便多秘。要辨别外感与内伤，外感多是感受外邪，起病急，病程短，恶寒发热、头痛、身疼、脉浮；内伤则以脏气亏虚为主，病程长，迁延反复，虚中挟实，以本虚为主，有气血阴阳不足的表现。辨病辨脏腑，水肿从上开始，头面较剧，兼肺系症状为风水，病在肺。水肿从下开始，下肢较甚，兼脾虚湿困的症状，病在脾。早晨面浮，午后足肿，劳则更甚为气血两虚，病亦在脾。腰以下肿甚，兼脾肾症状为阳虚水泛，病在脾肾。

发汗、利尿、泻下逐水为治疗水肿的三条基本原则。阳水应以驱邪为主，阴水当扶正祛邪，虚实夹杂者宜攻补兼施。汉唐以后丰富了水肿的治疗，有健脾温肾、养阴、活血祛瘀之法。治疗上多数医家主张辨病治疗，对症处理或辨证与辨病相结合。此外，日常生活要避免风邪外袭，注意调摄饮食，保持皮肤清洁，避免抓破皮肤，每日记录水液的出入量，劳逸结合，调畅情志。对于水肿的原因，要完善相关的检查，如尿液分析、肝肾功能、内分泌检查、肝肾彩超及下肢血管彩超等。

医案赏识 1

姓名：江××　　**性别**：女　　**年龄**：91岁　　**初诊时间**：2020-02-24

问诊：反复双下肢水肿2个月，加重1周。患者2个月前出现双下肢水肿，按之凹陷不易恢复，当时未予重视，1周前出现身肿，双下肢水肿为甚，面色萎黄，怕冷，胃纳较差，睡眠不佳，小便短少，大便溏。

望诊：发育一般，营养略差，体形偏瘦，神疲乏力，双下肢水肿。舌质淡，苔白腻。

闻诊：言语低微，有气喘，呼吸声音稍促。

切诊：脉象沉缓。

体查：身肿，双下肢水肿为甚，按之凹陷不易恢复，双肺呼吸音较粗，双下肺可闻及细啰音，心率92次/分，律齐。

检查：未查。

中医诊断：水肿病。　　**证候诊断**：脾肾两虚证。

西医诊断：水肿查因，疑急性心力衰竭。

治法：温运脾阳，利水渗湿。

方药：实脾饮合五皮饮加减。厚朴 10 g，木香 10 g，大腹皮 15 g，炒白术 15 g，茯苓皮 30 g，陈皮 10 g，五加皮 15 g，生黄芪 30 g，干姜 10 g，熟附子 10 g，车前子 10 g，炙甘草 6 g，桂枝 15 g，泽泻 15 g，姜皮 10 g。共 5 剂，每日 1 剂，水煎至 200 mL，饭后半小时温服，复煎。嘱患者家属密切观察患者的状态，每天测量血压、心率，记小便量，若病情加重，及时到急诊就医。

二诊：2020－02－28 复诊，服药后，小便量增多，水肿减轻，精神较前好转，舌质淡，苔白腻。仍以温运脾阳、利水渗湿善后，方药如下：

厚朴10 g，木香 10 g，大腹皮 15 g，炒白术 15 g，茯苓皮 30 g，五加皮 15 g，生黄芪 30 g，桂枝 15 g，干姜 10 g，熟附子 10 g，泽泻 10 g，炙甘草 6 g。共 5 剂，每日 1 剂，水煎至 200 mL，饭后半小时温服，复煎。

辨治思路：

患者为 90 多岁的老年女性，脾阳不足，健运失司，气不化水，故见身肿、双下肢水肿；脾虚运化无力，则纳差便溏；阳不化气，则水湿不行而尿少。患者诊断不明，考虑心衰，建议住院详细治疗，但考虑当时住院家人不能陪护，故寻求中医药治疗。给予实脾饮合五皮饮加减，干姜、附子能温阳散寒，黄芪、茯苓、白术健脾补气利水；厚朴、木香、大腹皮、陈皮、生姜皮行气祛湿，气行则血行；患者小便短少，加桂枝、泽泻能起到通阳化气行水之效；车前子利尿渗湿；五加皮祛风除湿。患者服药后，小便逐渐增多，体重慢慢减轻，症状慢慢好转。

此例患者考虑心衰水肿，患者年龄大，脾肾不足，水湿运化失常。此类老年患者在陈镜合教授的临证中多见，多以温运脾阳、利水渗湿为法治疗，温脾汤合五皮饮亦是陈镜合教授治疗此类疾病的常用合方，故效其法、仿其方，适当加减，获以良效。

医案赏识 2

姓名：曾××　　**性别**：男　　**年龄**：58 岁　　**初诊时间**：2019－03－04

问诊：反复全身肿 3 年，加重 1 月。患者 3 年前出现双下肢及身肿，在当地医院诊断患有“肾小球肾炎”，经治疗后，水肿症状好转，一直使用药物治疗，但3年来水肿反复发作。1个月前，面浮身肿加重，腰以下甚，按之凹陷不起，偶有气喘，尿量偏少，每日在600 mL左右，伴见腰膝冷痛，四肢厥冷，面色㿠白，胃纳一般，大便调。

望诊：发育正常，眼睑及双下肢水肿，舌质淡胖，苔白。

闻诊：言语清楚，呼吸声音正常。

切诊：双下肢水肿，按之凹陷不起，脉象沉细。

体查：颜面部及双下肢水肿，按之凹陷不起，双肺呼吸音稍粗，双肺可闻及少许湿性啰音，心脏听诊未见异常。

检查：尿液分析示尿蛋白（3+）；肺部X光片检查提示两侧胸膜中均有少量积液。

中医诊断：水肿病—阴水。　**证候诊断：**肾阳衰微证。

西医诊断：①慢性肾小球肾炎。②胸腔积液。

治法：温肾助阳，化气行水。

方药：济生肾气丸合真武汤加减。生地黄15 g，山茱萸10 g，山药15 g，牡丹皮10 g，泽泻10 g，茯苓15 g，肉桂6 g，炮附子10 g（先煎），牛膝15 g，车前子10 g，白芍12 g，白术15 g，生姜10 g。共7剂，每日1剂，水煎至250 mL，饭后半小时温服，复煎。

辨治思路：

腰膝以下，肾气主之，肾阳虚衰，阳不化气，水寒内停，故见双下肢水肿，按之凹陷；水气上迫于心肺则气促，肾阳不足，膀胱气化不行，故尿少。治疗以温肾助阳、化气行水为法。肾为水火之脏，缘阴阳互根，善补阳者，必以阴中求阳，则生化无穷。故用六味地黄丸滋补肾阴；肉桂、附子温补肾阳，两相配合，能补水中之火；泽泻、车前子通利小便；生姜温散水寒之气，牛膝引药、引水下行，并能强壮腰膝。济生肾气丸与真武汤是临床上治疗肾阳虚衰而致水肿的好方，灵活加减使用，能取得较好的治疗效果。

泄泻

泄泻是以排便次数增多，粪质稀溏或完谷不化，甚至泻出如水样为主症的疾病。古代将大便溏薄而势缓者称为泄，大便清稀如水而势急者称为泻，二者只有轻重之分，但无明确区别，临床上一般统称泄泻。泄泻首载于《黄帝内经》，《素问·气交变大论》中有“飧泄”“注下”等病名。并对其病因病机等有较全面论述，如《素问·举痛论篇》曰：“寒气客于小肠，小肠不得成聚，故后泄腹痛矣。”《素问·至真要大论篇》曰：“暴注下迫，皆属于热。”《素问·阴阳应象大论篇》有“湿盛则濡泄”，“春伤于风，夏生飧泄”，这些记载都指出了风、寒、湿、热皆可致泻，并有长夏多发的特点。

第一，泄泻的病因主要以感受外邪为主，以外感寒、湿、暑、热之邪较为多见，其中又以感受湿邪最为多见。第二，为饮食所伤，饮食过量，停滞不化；或患食肥甘辛辣，致湿热内蕴；或嗜食生冷，寒邪伤中；或误食不洁食物，脾胃受伤，均能化生寒湿、湿热、食滞之邪，使脾运化失职，升降失调，清浊不分，发生泄泻。第三，情志失调，忧郁恼怒，精神紧张，易致肝气郁结，木郁不达，横逆犯脾；忧思伤脾，土虚木乘，均可使脾失健运，气机升降失常，水谷不归正化，下趋肠道而为泻。第四，体虚久病脾胃受损，运化失职，水谷不化，积谷为滞，湿滞内生，遂成泄泻；或先天禀赋不足，或久病伤及肾，或年老肾阳亏虚，或素体脾胃阳虚，导致脾肾阳虚，釜底无薪，不能温煦脾土，而致运化失职、升降失常而泻。

泄泻的基本病机为脾虚湿盛，故其治疗的基本原则为健脾化湿。急性泄泻多以湿盛为主，重在化湿，佐以分利，再根据寒湿和湿热的不同，分别采用温化寒湿与清化湿热之法。夹有表邪者，佐以疏解；夹有暑邪者，佐以清暑；兼有伤食者，佐以消导。久泻以脾虚为主，当以健运脾气为要。因肝气乘脾者，宜抑肝扶脾。因肾阳虚衰者，宜温肾健脾。中气下陷者，宜升提。久泄不止者，宜固涩。暴泻不可骤用补涩，以免关门留寇；久泻不可分利太过，以防劫其阴液。《医宗必读》提出治泄九法，即淡渗、升提、清凉、疏利、甘缓、酸收、燥脾、温肾、固涩，值得在临床治疗中借鉴。

西医学中的多种疾病皆可出现泄泻，凡属消化器官发生功能性或器质性病变均能导致腹泻，如急性肠炎、炎症性肠病、肠激惹综合征、肠道肿瘤、肠结核等，或其他脏器病变影响消化吸收功能导致以泄泻为主等病证。对于泄泻的患者，应寻找病因，特别是中老年患者，应完善粪便常规检查或粪便培养，必要时对慢性久泻可做结肠镜和小肠镜检查，结肠钡剂灌肠及全消化道钡餐检查，腹部 B 超或 CT 检查有助于诊断。此外，一些全身性疾病如甲亢、糖尿病、慢性肾功能不全等也可引起腹泻，可进行相关检查，有助于明确诊断。

医案赏识 1

姓名：吴×× **性别**：男 **年龄**：36 岁 **初诊时间**：2019－01－25

问诊：反复腹泻伴下腹疼痛 2 年余。2 年前出现腹泻伴下腹疼痛，泻后痛减，肛门灼热，工作紧张时症状加重，曾多次在外院诊疗（具体不详），治疗效果不佳，2 年来反复发作，偶有腹胀，嗳气，胃纳一般，睡眠一般，小便正常。

望诊：发育正常，营养一般，体形偏胖，舌淡红，苔微黄。

闻诊：言语清楚，呼吸声音正常。

切诊：脉象弦数。

体查：腹软，脐周有轻压痛、无反跳痛。

检查：外院曾行胃肠镜检查未见异常。

中医诊断：泄泻病。 **证候诊断**：脾虚气滞证。

西医诊断：胃肠功能紊乱。

治法：抑肝扶脾，清热止泻。

方药：痛泻要方合葛根芩连汤加减。陈皮 10 g，白芍 15 g，茯苓 15 g，木香 10 g，炒白术 15 g，防风 10 g，薏苡仁 30 g，白花蛇舌草 20 g，黄连 5 g，黄芩 10 g，葛根 30 g，甘草 6 g。共 10 剂，每日 1 剂，水煎至 250 mL，饭后半小时温服，复煎。

嘱其清淡饮食，少吃油腻煎炸，注意作息。

二诊：2019－02－05 复诊，患者服药后，腹痛症状好转，腹泻次数减少，舌淡，苔白，脉弦。湿热已解，加强健脾行气止泻之功。以痛泻要方合参苓白术散加减，方药如下：

陈皮 10 g，白芍 15 g，茯苓 15 g，木香 10 g，白术 15 g，防风 10 g，薏苡仁 30 g，五指毛桃 30 g，白扁豆 15 g，莲子15 g，党参 15 g，炙甘草 6 g。共 10 剂，每日 1 剂，水煎至 250 mL，饭后半小时温服，复煎。

三诊：2019-02-15 复诊，患者症状减半，以参苓白术丸善后。

辨治思路：

患者平素工作压力大，情绪紧张之时，气机不利，肝失条达，横逆侮脾，失其健运，故见腹痛腹泻，为肝旺脾虚之象；便后肛门灼热、苔有微黄，为肠胃有热之象，故合葛根芩连汤清热除湿止泻。服药 10 剂后，患者症状好转，热象明显减轻，故加强其健脾止泻之效，痛泻要方合参苓白术汤加减。因三诊患者不想再煎煮中药，以中成药参苓白术丸善后。半年后相见，症状未见复发。

医案赏识 2

姓名：张 ×× **性别：**女 **年龄：**65 岁 **初诊时间：**2020-03-18

问诊：反复腹泻腹痛 2 年。2 年前出现腹泻的症状，偶有腹痛，常因受冷或饮食不慎而反复发作，曾多次在当地医院就诊，曾行相关检查（具体不详），服用中药、西药及抗生素等治疗，腹泻症状虽有好转，但停药后很快复发，2 年来反复发作，难以治愈。现症见大便稀溏，每天 5～6 次，量不多，腹中冷，倦怠乏力，口渴纳差，小便清长。

望诊：发育正常，营养略差，面色萎黄，舌淡，苔薄腻。

闻诊：言语清楚，呼吸声音正常。

切诊：脉象细缓。

体查：腹软，无压痛、反跳痛。

检查：不详。

中医诊断：泄泻病。 **证候诊断：**脾肾阳虚证。

西医诊断：腹泻查因，疑胃肠功能紊乱。

治法：健脾补肾，化湿止泻。

方药：四神丸合四君子汤加减。党参 15 g，白术 15 g，茯苓 15 g，山药 20 g，芡实 15 g，补骨脂 15 g，肉豆蔻 10 g，吴茱萸 5 g，五味子 5 g，焦山楂 10 g，焦麦芽 10 g，炙甘草 6 g。共 10 剂，每日 1 剂，水煎至250 mL，饭后半小时温服，复煎。

辨治思路：

患者为老年女性，脾胃功能逐渐衰弱，脾胃虚弱不能腐熟水谷，输布精微。除脾胃本身之外，脾胃亦需肾阳之气温煦，“肾为胃关，开窍于二阴”，所以二便之开闭皆肾主，今肾中阳气不足，则门火衰阴虚盛极之时，即令人洞泻不止也。患者泄泻日久，脾虚益甚，脾胃虚弱不能运化精微，聚水成湿，“湿盛则濡泻”，所以以健脾补肾化湿为主要治则，四神丸为治疗肾阳虚衰之腹泻的要方，四君子汤则为治脾虚的常方，两方合用，对证也对症，故能奏效。

中风

中风又名卒中，是由阴阳失调、气血逆乱、上犯于脑所引起的以突然昏仆，不省人事，半身不遂，口舌歪斜，或不经昏仆，仅以半身不遂、口舌㖞斜、言语不利、偏身麻木为主要表现的一种病证。中风病有中经络和中脏腑之分，中经络，一般无神志改变而病轻；中脏腑，常有神志不清而病重。中风病多见于中老年人，四季可发，但以冬春两季为发病高峰。

中风病名称的记载最早见于《黄帝内经》，《素问·调经论篇》：“血之与气，并走于上，则为大厥。” “厥”证，即猝然昏仆，不省人事。又有“风之伤人也，或为虚热……或为偏枯”，“偏枯”即半身不遂或偏身麻木；“人中为暗者，阳盛已衰，故为暗也”，“喑”即语言謇涩或失语，描述非常形象。宋代《圣济总录》中，首次提出“卒中风”，为中风之名称。清代叶天士则明确提出了“内风”概念，而《临证指南医案》中已将中风称为“内风”，认为中风病乃“肝阳化风”，肝肾精血亏虚，水不涵木，肝阳暴张，虚风内动，气血上逆而发，乃本虚标实之证。

中风的发生多是在正气虚弱、脏腑受损、阴阳失调的基础上，遇有情志过极、劳倦内伤、忧思恼怒、嗜食厚味、烟酒等诱因，进而引起脏腑阴阳失调，气血逆乱，直冲犯脑，形成脑脉痹阻或血溢脑脉之外。其病位在脑，与心、肾、肝、脾密切相关，基本病机为阴阳失调，气血逆乱，上犯于脑。中风的辨证，要辨分期，急性期一般为中经络发病后1~2周；中脏腑最长不超过1个月。恢复期是发病后2周或1个月至半年，中风后遗症期在发病半年以上。

现代中医学对中风病的治疗呈现治法方药的多样化，但其遣方用药总不离虚、火、风、痰、气、血，以辨证论治为根本法则。其中以醒神开窍法、活血化瘀法、通腑泄热法、祛痰通络法以及平肝潜阳法等最为常用。同时，可配合针灸、推拿按摩等综合疗法，并适当功能锻炼，以提高疗效。

中风的诊治，除掌握主症外，如半身不遂、言语蹇涩或失语、口舌歪斜、偏身麻木或神昏，对次症（或先兆）也应有充分认识，这对于及时预防、及时个体化治疗具有深远的意义。次症有头痛、头晕、呕吐、烦躁、抽搐、呃逆、舌强、舌歪、舌卷、二便失禁或不通等。所以，在临床上，出现中风症状或中风先兆症状的，一定要完善相关必要的检查，特别是颅脑CT的检查，要鉴别是脑梗死引起的症状，还是脑出血引起的症状，以免失治误治。

医案赏识 1

姓名：黄××　　性别：女　　年龄：74岁　　初诊时间：2020-04-08

问诊：左侧肢体乏力1年余。1年前因突发的左侧肢体乏力，伴言语不利，口眼歪斜，无意识障碍，无二便失禁，在当地医院就诊，诊断为急性脑梗死，经过积极的治疗后，症状好转，遗留左侧肢体乏力。近1周来，患者因休息不佳再次出现左侧肢体感觉欠麻利，伴有头痛，胃纳可，睡眠不佳，大便秘结，小便正常。有高血压、糖尿病病史。

望诊：发育正常，营养略差，精神疲倦，舌淡紫，苔薄白。

闻诊：言语欠清晰，呼吸声音正常。

切诊：脉象弦细。

体查：体温36.7℃，心率70次/分，呼吸频率23次/分，血压160/90 mmHg。神志清，对答切题，言语欠清晰。左侧肢体肌力3级，肌张力正常，生理反射存在，病理征未引出。

检查：未查。

中医诊断：中风病—中经络。　　**证候诊断**：气虚血滞，脉络瘀阻证。

西医诊断：①疑急性脑血管意外。②脑梗死后遗症。③高血压。④2型糖尿病。

治法：补气活血，通经活络。

方药：补阳还五汤加减。黄芪20 g，赤芍15 g，当归尾10 g，桃仁10 g，川芎15 g，石菖蒲15 g，郁金15 g，牛膝15 g，羌活10 g，姜厚朴10 g，陈皮5 g，白芷15 g，炙甘草6 g。共7剂，每日1剂，水煎至250 mL，饭后半小时温服，复煎。完善头颅CT等检查。

辨治思路：

患者为老年女性，中风病史1年余，近1周来再次出现左侧肢体感觉欠麻利，伴有头痛，疲倦乏力，舌淡紫，苔薄白，脉弦细，为气虚血瘀之证，故以补阳还五汤为主方加减，配合羌活、白芷等祛风药物。患者症状加重，需要完善头颅CT检查，以排除再发脑梗死的可能。

医案赏识 2

姓名：吴××　　**性别**：男　　**年龄**：68岁　　**初诊时间**：2020-03-08

问诊：右侧肢体乏力伴语言不利半天。患者2天前开始出现咳嗽、流鼻涕及打喷嚏，昨日至当地卫生所就诊，当时测血压，收缩压达180 mmHg（舒张压不详）。患者昨日晚上11时许起床小便时，突然发现右侧肢体乏力，伴语言不利，当时无晕厥，无头晕头痛，无恶心呕吐，遂由家属送至广州中医药大学第一附属医院就诊，入院症见：神清，精神疲倦，右侧肢体乏力，语言不利，余无特殊，胃纳睡眠一般，二便尚可。高血压病史10余年，血压收缩压最高达220 mmHg（舒张压不详），一直口服"北京降压零号"降压药，血压控制不佳。

望诊：发育正常，营养较好，舌红，苔腻微黄。

闻诊：言语不利，呼吸声音正常。

切诊：脉象弦滑。

体查：体温36.5 ℃，心率71次/分，呼吸频率26次/分，血压180/100 mmHg。言语欠清晰，伸舌右偏，舌肌无萎缩及震颤，双上肢腱反射减弱，右上肢肌力2级，右下肢肌力3级，右下肢轻瘫试验（+），病理征未引出。四肢浅深感觉均正常。右侧指鼻试验、轮替试验不能配合，左侧正常。脑膜刺激征阴性。

检查：急查头颅CT口头报告未见出血及梗死灶。

中医诊断：中风病—中经络。　　**证候诊断：**风痰阻络证。

西医诊断：①疑急性脑血管意外。②高血压病3级（极高危）。

治法：化痰熄风，活血通络。

方药：化痰通络汤加减。法半夏10 g，橘红10 g，枳壳10 g，川芎10 g，红花10 g，远志10 g，石菖蒲10 g，茯苓15 g，党参15 g，丹参15 g，郁金15 g，甘草6 g。共5剂，每日1剂，水煎至250 mL，饭后半小时温服，复煎。

西医治疗，以抗血小板、调脂、营养神经等治疗。

密切观察病情，必要时复查头颅CT或头颅MR。

辨治思路：

患者感冒后，卫外不固，风邪得以乘虚而入，导致中风中经络，加之患者年老，正气不足，中气亏虚，脾失健运，聚湿成痰，风痰痹阻气血经络，故见右侧肢体乏力，语言不利。舌脉便是佐证。化痰通络汤中法半夏、橘红、枳壳化痰祛湿；丹参、川芎、红花活血行瘀；石菖蒲、远志交通心肾，党参、甘草补气健脾以增强运化之力，有助于祛除痰湿之邪，有化痰浊、散瘀血、通脉络的作用；茯苓、郁金健脾宁心，解郁化痰。诸药合用，能起到化痰熄风、活血通络的效果。

腹痛

腹痛是指胃脘以下、耻骨毛际以上的部位发生疼痛。腹痛最早见于《黄帝内经》，提出寒邪、热邪客于肠胃可引起腹痛，并提出腹痛的发生与脾胃、大小肠、膀胱等脏腑有关。《素问·举痛论篇》云："寒气客于肠胃之间、膜原之下，血不得散，小络急引故痛。"东汉医圣张仲景对腹痛已有了较为全面的论述，在诊法上提出“病者腹满，按之不痛为虚，痛者为实”，并在辨证治疗、拟方用药等方面，开创了治疗腹痛之先河。腹痛的成因，不外寒、热、虚、实，基本病机是脏腑气机阻滞，气血运行不畅，经脉痹阻，不通则痛，或脏腑经脉失养，不荣而痛。腹痛的治疗，多以“通”字立法，应根据辨证的虚实寒热，在气在血，确立相应治法。同时，在辨证用药的基础上，辅以理气通导之品，但用药不能过于香燥，中病即止。此外，“久痛入络”，对于缠绵不愈的腹痛，可加入辛润活血之品。对于内科的腹痛，常用的藿香正气丸、喇叭正露丸、保济丸、腹可安等中成药，辨证使用，也有效果。

腹痛是一个症状，涉及多学科的疾病，如急慢性胰腺炎、胃肠痉挛、不完全性肠梗阻、结核性腹膜炎、腹型过敏性紫癜、肠易激综合征、消化不良性腹痛、输尿管结石、腹型荨麻疹、腹型癫痫、妇科相关性疾病等。所以临床上要注意鉴别诊断，必要时要完善 X 线、B 超、CT、MR 以及实验室指标等，排除外科、妇科、他病腹痛，以免漏诊误诊。

医案赏识

姓名：罗××　　性别：男　　年龄：66 岁　　初诊时间：2019－12－18

问诊：反复腹痛、腹胀伴纳差 2 个月。患者 2 个月前，因腹主动脉瘤在某大医院行开腹的修补术（具体不详），术后一直腹痛腹胀、恶心欲呕，纳差，疲倦乏力，伴口干口苦，无发热，睡眠不佳，小便正常，大便难解。既往有高血压病史。

望诊：发育正常，营养较好，体形中等，腹软，可见一手术疤痕。舌红，苔白厚。

闻诊：言语低沉，呼吸稍促。

切诊：脉象弦滑。

体查：腹部可见一手术疤痕；腹软，脐周轻压痛、无反跳痛，肠鸣音 4 次/分。心肺听诊未见异常。

检查：腹部 CT 示腹主动脉瘤术后，肠胀气，余未见异常。

中医诊断：腹痛病。　　证候诊断：少阳与阳明合病。

西医诊断：①胃肠功能紊乱。②腹主动脉瘤术后。③高血压病 3 级（极高危）。

治法：和解少阳，健脾通便。

方药：大柴胡汤合陈夏六君子汤加减。柴胡 15 g，黄芩 15 g，炒枳实 15 g，厚朴 10 g，法半夏 15 g，白芍 15 g，陈皮 10 g，茯苓 15 g，炒白术 15 g，炒麦芽 30 g，生山楂 15 g，砂仁 10 g（后下），炙甘草 6 g。共 7 剂，每日 1 剂，水煎至 200 mL，饭后半小时温服，复煎。

嘱其半流饮食，饭后在房间散散步。

二诊：2019－12－25 复诊，患者服药后，腹痛腹胀症状好转，胃纳有所改善，大便 2～3 天一解。舌红，苔白腻，脉弦细。前方加太子参 20 g、藿香 15 g 以益气化湿，方药如下：

柴胡 15 g，黄芩 15 g，枳实 15 g，厚朴10 g，法半夏 15 g，白芍 15 g，陈皮 10 g，茯苓 15 g，白术 15 g，麦芽 30 g，山楂 15 g，砂仁 10 g（后下），炙甘草 6 g，太子参 20 g，藿香 15 g。共 7 剂，每日 1 剂，水煎至 200 mL，饭后半小时温服，复煎。

三诊：2020－01－09 复诊，患者症状进一步改善，偶有腹痛腹胀，胃纳、睡眠均改善，二便调。舌淡红，苔白腻，脉细。

治法：健脾益气，行气消痞。

方药：参苓白术散加减。太子参 30 g，炒白术 15 g，茯苓 30 g，生甘草 6 g，山药 20 g，厚朴 10 g，陈皮 10 g，薏苡仁 30 g，枳壳 15 g，茵陈 20 g，鸡内金 15 g，砂仁 10 g（后下）。共 7 剂，每日 1 剂，水煎至 200 mL，饭后半小时温服，复煎。

前后服药约 1 个多月，患者症状改善，回归正常生活。

辨治思路：

患者因“腹主动脉瘤”开腹手术后出现的症状，归结起来为腹痛腹胀、欲呕纳差、大便秘结、睡眠不佳之症。不由想起《伤寒杂病论》里的大柴胡汤，从《伤寒论》原文 103 条：“呕不止，心下急，郁郁微烦者，为未解也，与大柴胡汤下之则愈。”又有《金匮要略》“按之心下满痛者，此为实也，当下之，宜大柴胡汤”。张仲景描述的腹部疼痛、呕吐、大便秘结、痛苦不堪的患者，用大柴胡汤，大便畅通后症状缓解。遵张仲景之意，以大柴胡汤加主方加味，考虑患者大手术后，正气有所伤，故不用大黄，合用陈夏六君子汤健脾行气，首诊服药后，患者症状好转，大便通畅，邪有出路。随后以健脾行气为法善后，取得良好的临床效果。

胸痹心痛病

胸痹心痛是由心气血不足，阴寒、痰浊、瘀血等邪气留居胸中，郁阻脉络而致以胸闷，胸膺，背、肩胛间痛，两臂内痛，短气等为特征的一种常见的心胸病证。轻者仅膻中或胸部憋闷、疼痛，可伴有心悸，称为厥心痛；重者心痛彻背，背痛彻心，疼痛剧烈而持续不能缓解，四肢厥逆，面色苍白，冷汗淋漓，脉微欲绝，旦发夕死，夕发旦死，称为真心痛。

胸痹心痛有关记载始见于《黄帝内经》，其中论及“胸痛”“心痛”“心胁痛”等有关名称。《素问·刺热篇》中说：“心热病者，先不乐，数日乃热，热争则卒心痛。”《金匮要略·胸痹心痛短气病脉证治第九》云：“阳微阴弦，即胸痹而痛。”“阳微”即本虚，为心之阴阳气血的虚损。“阴弦”即标实，为邪气郁阻脉络。

胸痹心痛的发生多是由素体虚损、先天禀赋不足，或饮食失节过食肥甘、嗜烟酒成癖，或情志失调、气机失和引起的。本病病位在心及心之脉络，并涉及肝、脾、肾三脏。病性属本虚标实、虚实夹杂之证。本虚常为心的气、血、阴、阳不足；标实常为痰热、痰浊、毒热、阴寒、瘀血、气滞等病邪郁阻脉络。胸痹心痛之发病机理，以心之气血阴阳虚损为本，痰、瘀、风冷、毒热等邪气为标，临证每多虚实夹杂。年壮者初病，实证居多，治以豁痰、散寒、疏瘀、解毒等祛邪为主；久病年高者，虚证居多，治以益气、养阴、生血、温阳为主；虚实夹杂者，须权衡标本，分清孰轻孰重，孰急孰缓，或急者治标，缓者治本，或标本兼顾。

胸痹心痛在古代是一种急危重症，有“旦发夕死，夕发旦死”的真心痛之说。故临床上一定要对胸痹心痛的患者引起重视，遇到膻中或心前区憋闷疼痛，甚则痛及左肩背、咽喉、牙齿、左上臂内侧等部位的患者，一定要完善心电图、心肌酶学等检查，必要时还要行心脏冠脉 CT 或冠脉造影等检查。

医案赏识 1

姓名：何×× **性别**：男 **年龄**：52岁 **初诊时间**：2019-12-28

问诊：反复胸闷心悸1年余。患者长期工作劳累，加班熬夜，饮食不规律。近1年来胸闷心悸，曾在当地医院行相关检查，诊断为“冠心病，心律失常”，一直服用西药治疗，近日胸闷症状加重，症见胸闷憋气，心悸，痰多纳呆，倦怠多梦，口苦黏腻，胃纳、睡眠欠佳，二便调。

望诊：发育正常，营养略差，形体肥胖，舌红，苔黄腻。

闻诊：言语清楚，呼吸声音正常。

切诊：脉象弦滑。

体查：双肺呼吸音清，心率86次/分，律不齐，各瓣膜听诊区未闻见明显杂音。

检查：外院动态心电图提示频发室性早搏，部分不同源，偶发房性早搏。多导联心电图示Ⅱ、Ⅲ、AVF ST-T改变，部分下降0.1 MV。血脂检查：总胆固醇为7.9 mmol/L，甘油三酯为3.6 mmol/L，低密度脂蛋白5.9 mmol/L。

中医诊断：胸痹心痛病。 **证候诊断**：气滞痰阻，胸阳不展证。

西医诊断：①冠状动脉粥样硬化性心脏病。②频发室性早搏。③高脂血症。

治法：宽胸理气，化痰祛瘀。

方药：瓜蒌薤白半夏汤合温胆汤加减。瓜蒌皮10 g，薤白10 g，法半夏10 g，陈皮6 g，枳壳10 g，竹茹15 g，党参10 g，茯苓20 g，桂枝5 g，远志10 g，蔻仁10 g，珍珠母30 g。共7剂，每日1剂，水煎至250 mL，饭后半小时温服，复煎。

二诊：2020-01-05复诊，胸闷减轻，仍有心悸，但较前明显好转，自觉气松胸舒，睡眠好转，胃口差，头昏沉如蒙，舌苔白腻，脉濡。方药如下：

瓜蒌皮10 g，薤白10 g，法半夏10 g，陈皮6 g，枳壳10 g，竹茹15 g，党参10 g，茯苓20 g，石菖蒲15 g，远志10 g，蔻仁10 g，川芎15 g。共7剂，每日1剂，水煎至250 mL，饭后半小时温服，复煎。

三诊：2020-01-12复诊，症状已消失，无胸闷心悸，胃纳好转，夜眠可，上方去远志、党参，加陈皮，处方7剂，随访半年无复发。

辨治思路：

本例患者劳累过度，损伤及脾阳，脾虚痰阻，痰瘀交结于胸中，导致胸阳不振而出胸闷心悸之症。本病病位发在心，故治疗要温通心阳，复其心脉，临证施治理气宽胸，化痰祛瘀，通补兼施，常以瓜蒌薤白半夏汤合温胆汤通阳化痰宣痹，方中瓜蒌皮滑利，善开胸中痰结，其化痰开胸之力著；薤白辛滑通阳，下气散结；法半夏化瘀散结，和胃调脾；温胆汤有燥湿化痰、理气和中之效，两方合用，起到宽胸理气、化痰祛瘀的功效。

陈镜合教授认为，胸痹心痛病的发生由于胸阳不振，其中尤重视痰浊这一病理产物，因为痰浊与瘀血、气滞交结不解，乘其胸阳不振而痹阻心脉，治疗上要通心阳、化痰瘀。

医案赏识 2

姓名：黄×× **性别**：男 **年龄**：36 岁 **初诊时间**：2019－02－26

问诊：反复胸前区闷痛 1 年。患者 1 年来反复胸前区痛，以闷痛为主，无压榨性疼痛，无呕吐，无嗳气反酸，曾住院治疗，检查胃镜、心脏彩超、动态心电图、胸部 CT 等未见异常，胃纳可，睡眠一般，大便不爽，小便正常。平素熬夜，饮食不规律。

望诊：发育正常，营养略差，体形偏瘦，舌淡红，苔白腻。

闻诊：言语清楚，呼吸声音正常。

切诊：脉象弦紧。

体查：心律齐，未闻及杂音，腹软，无压痛、反跳痛。

检查：胃镜、心脏彩超、动态心电图、胸部 CT 等检查未见异常。

中医诊断：胸痹心痛病。 **证候诊断**：痰湿气滞证。

西医诊断：胸痛查因，疑心脏神经官能症。

治法：化痰除湿，行气止痛。

方药：温胆汤合四逆散加减。柴胡 15 g，白芍 15 g，枳壳 15 g，郁金 15 g，茯苓 15 g，炙甘草 3 g，法半夏 6 g，川楝子 10 g，青皮 10 g，延胡索 15 g，绵茵陈 15 g，薤白 15 g，赤芍 10 g，竹茹 10 g，陈皮 10 g。共 7 剂，每日 1 剂，水煎至 250 mL，饭后半小时温服，复煎。

服药后，胸闷症状好转，随访半年，偶有发作，工作压力少、休息好时症状不发作。

辨治思路：

患者胸前区闷痛 1 年余，反复发作，完善相关检查，排除器质性病变后，结合舌脉，考虑气机不畅、痰浊内阻导致的胸闷。在临床，很多胸闷的患者也属于此类型，但要注意排除心脏、血管等器质性急危的病症，方能遣方用药。治疗以温胆汤合四逆散加味，达到化痰除湿、行气止痛的效果。

医案赏识 3

姓名：陈××　　性别：男　　年龄：58岁　　初诊时间：2019-11-13

问诊：反复活动后胸闷气促乏力3年余，加重1个月。患者3年前活动后胸闷气促，当时到某大医院行冠脉造影检查，提示RCA近中段狭窄近80%，行经皮冠状动脉介入治疗术（PCI），植入支架1个。术后仍偶有胸闷，活动后气促，近1个月来症状加重，活动后即胸闷气促，胸部间发隐隐刺痛，伴肢冷畏寒，腰膝酸软，晨起即欲大便，黏滞不爽，胃纳一般，睡眠不佳，小便清长。既往有2型糖尿病、高脂血症病史。

望诊：发育正常，面色萎黄，舌淡红，苔薄腻。

闻诊：言语清楚，呼吸声音正常。

切诊：脉象沉细。

体查：双肺呼吸音清，心音低钝。

中医诊断：胸痹心痛病。　　证候诊断：心肾阳虚，痰瘀阻滞证。

西医诊断：①冠心病，支架植入术后。②2型糖尿病。③高脂血症。

治法：益气温阳，化痰通络。

方药：参附汤合瓜蒌薤白半夏汤加减。薤白15 g，瓜蒌仁10 g，法半夏10 g，砂仁10 g（后下），党参15 g，黄芪30 g，枳壳10 g，熟附子10 g（先煎），远志10 g，茯苓15 g，补骨脂15 g，白芍10 g。共7剂，每日1剂，水煎至250 mL，饭后半小时温服，复煎。

二诊：2019-11-20复诊，症状减轻，大便成形通畅，偶有劳累后腰膝酸软，舌淡苔白，脉细。上方去熟附子、远志，加杜仲、五加皮。方药如下：

党参15 g，杜仲15 g，黄芪30 g，砂仁10 g（后下），薤白15 g，瓜蒌仁10 g，枳壳10 g，白芍10 g，五加皮10 g，法半夏10 g，茯苓15 g，补骨脂15 g。共7剂，每日1剂，水煎至250 mL，饭后半小时温服，复煎。

继续服用，随访至今，症状逐步明显减轻好转，继续巩固治疗。

辨治思路：

患者冠心病，行支架植入术后仍有活动后气促、胸闷隐痛之症，结合肢冷畏寒，腰膝酸软，舌淡红，脉沉细，为一派阳虚之症。张仲景所论胸痹心痛病机为“夫脉当取太过不及，阳微阴弦，即胸痹而痛，所以然者，责其极虚也。今阳虚知在上焦，所以胸痹心痛者，以其阴弦故也”。本例患者心阳衰微，机能不健，致血行不畅，阴邪易于上乘，胸阳不足，阴邪侵袭，出现上症。治疗以益气温阳、通阳宣痹为法。

临床医话

刍议现代中医

陈镜合

在一次师生座谈会上，有人问笔者："你在中医学院本科学习 6 年，其后在中山医科大学西医心血管临床 1 年，接着又在日本京都大学医学部附属病院循环内科，师从世界著名心血管专家河合忠一教授近 3 年。你学医 10 年，实际有 3 年是学西医及其普通课，总计已学了 6 年多西医，而中医只学了 3 年，你到底是中医还是西医?"笔者的回答是："我既不是西医，也不是中医，而是现代中医。"

现代中医的含义应该是中医学西医，或西医学中医，而以中医为主的中西结合医；它既不同于不懂西医的传统中医，亦不同于以西医为主的西中结合医；是源于传统又超出传统，来自中医又超出中医，与现代医学科学潮流同步或基本同步，具有中西医两者的优势；其临床、教学与科研，均以中医理论、思维方法为指导，以西医的技术、理论为手段，以"先中后西""能中不西"与"中西结合"为原则；其对攻克某些难治甚至不治之症有着无限潜能与广阔前景；它是世界医学的重要组成部分，又是中国独有的新型中医学。如何才是现代中医，笔者试从下面几点谈谈。

1　现代中医是名副其实的中医

现代中医应是名副其实的中医，是"真中医"。之所以讲"真中医"，是因为现时确有不少挂中医"羊头"卖西医"狗肉"的"中医"，他们虽然毕业于中医院校，又在中医教研单位工作，但处理问题时，无处不套西医的理论。特别是有些中医基础不扎实或从事中医临床实践不多而又过早进修了西医的，他们每每对学生或进修生讲西医知识则唾沫横飞、洋洋自得，讲中医知识则空洞无物。外行人听起来很内行，而内行人听起来很外行。

“真中医”并不强求医者的学历是中医还是西医，只要是以中医学基本理论如阴阳五行、脏腑经络理论及六经、卫气营血、八纲辨证等为主，来指导临床、教学与科研的就是名副其实的中医。如果你是以西医理论指导临床、教学与科研的，就只能说是西中结合医。例如某患者于急性心肌梗死后出现阵发性室上速，每日发作 5～10 次，用胺碘酮及反复同步复律疗法可暂时收效，但无法完全控制。医者有辨证属气阴两虚、以气虚为主，主张重用西洋参；亦有认为用“参”太兴奋，可诱发阵发性室上速而不主张用。经讨论后决定加用西洋参 15 g 炖服，每日 1 次，3 日后阵发性室上速得到控制。前者用中医思维指导用中药，后者用西医理论指导用中药，这就是真假中医的不同。临床上在对辨证属阳虚所致的房室传导阻滞患者施治的过程中，当有人提出使用参附注射液时，还有医者反对的理由是附子能抑制房室传导。现今临床上还可见到，常用于治疗肾炎水肿的木通几乎全被否定，理由是木通会引起肾衰；由于日本认为其生产的小柴胡汤制剂可导致肝衰而被禁用，在我国不少“中医”也赞同禁用小柴胡汤。若通过胃、肠内窥镜发现胃、肠有炎症，则认定炎症就是热证，是热证就当清热解毒，清热解毒非用大青叶、蒲公英、黄芩、金银花不可；尽管辨证属虚寒，也不敢用温药如干姜、肉桂、附子之类，即使用了也要加上蒲公英、大青叶，但求能“消炎”。近年用《伤寒论》《金匮要略》方剂的中医实在少得可怜；更可怕的是教《伤寒论》者不用“伤寒”方，教《金匮要略》者怕用“金匮”方，认为温药不能消炎，不能杀菌、除病毒；更有甚者，在病房中将中医作为花瓶、摆设，可有可无。本来有些病，连西医也认为西药疗效不佳而中医治疗效果肯定，但某些“中医”就是不敢用中药而施用西药。笔者认为以上都不是现代中医，而是以西医为主的西中结合医。笔者并不否认以西医为主研究中医的思路，笔者只是认为他们不是真中医；笔者不反对用西医方法研究中医，因为它也是研究中医的重要途径之一，不运用现代科技研究和发展中医，中医学将会停滞不前，最后遭到淘汰。现在的问题是如何研究，是离开中医理论去研究，还是以中医理论为前提，“洋为中用”“中西结合”去研究某个复方的某一种药、某一个单体的毒副作用，进而否定该药甚至全方，并大谈中药毒性，停用该方、该药，实欠公允。值得注意的是，大谈中药毒性的多不是西医，而是那些所谓的“中医”。请问那些“中医”，难道西药就没有毒副作用吗？如果有就可以全盘否定吗？

现代中医，首先应是名副其实的中医。

2 现代中医是掌握现代科学技术的中医

有人把X光、超声波、CT等影像诊断及检验、听诊器、化学及物理诊断技术都归属于西医，故一切现代化设备，都认为是西医的东西，这就大错特错。什么是西医？什么是中医？其实都是人为地把世界医学中传统医学属中国的部分叫中医，把世界医学中的现代医学部分叫西医。现代科学技术，既不姓中，也不姓西，是现代人共享的，西医可取而为己所用，中医一用，就被认为是“西化”，这公平吗？现代中医必须用现代科学技术武装自己，才能发展，闭关自守必然自取灭亡。传统中医只有坚持“古为今用”“洋为中用”，发展自己，才能针对新病种、新病源，运用与以往不同的方法取得疗效，才有希望为世界医学做出新的贡献。

亦有人认为，既然现代中医是中西医结合而以中医为主，因此对现代科技稍稍掌握即可，此观点也是错误的。要保存并发展中医，没有深厚的西医功底是无法实现的。比如有急性胸前持续剧痛的患者来诊，按现代中医的要求，最起码要懂得这样的胸痛首先应考虑是什么病，继而应考虑排除什么病，更要做出准确的快速处理：先中还是先西，或中西结合？还要考虑用药不能影响尚未排除的疾病。试问，若无坚实的现代医学功底，能处理好吗？故现代中医必须是掌握现代科学技术的中医。

3 坚持先中后西、能中不西、中西结合

用中西医两法诊断，中西医结合，以中医治疗为主（注意“为主”并不代表不用西药、西法），力争真正在治疗上中西医结合，而不是中西医混合。

现代中医诊断模式以急性心肌梗死举例如下：病者主诉胸痛→通过望、闻、问、切与望、触、叩、听等各种检查→中医诊断为真心痛，西医诊断为急性下壁心肌梗死（注意梗死部位、有无合并症、有无不宜溶栓或介入治疗的指征）→中医辨证属痰浊瘀阻，为进一步治疗选用中医疗法还是西医疗法，或中西医结合打下基础。

现代中医治疗模式，主要是按笔者20世纪80年代末在报纸杂志上所提的“先中后西”“能中不西”“中西结合”进行。

3.1 先中后西

先中后西是指在治疗时，力争先用中医综合疗法，包括中药、针灸、按摩等，但对某些急症，因制剂还未跟上，不排除临时采用西医疗法。要注意的是，不应所有急症都先用西医疗法。例如已排除外科疾病的急性上腹痛，可先用针灸或按摩，并辨证选用急救中成药，往往可取效，如无效再用西药亦不晚；急性肠炎腹泻有失水情况者，可辨证用中药煎剂或中成药，有腹痛加针灸，再予适当补液，调整水电解质平衡；急性上消化道出血，血压正常、血红蛋白不低、无呕血者，亦可先辨证施以中药，疗效也肯定，如果血红蛋白太低、血压逐渐降低、出血又控制不佳者，就应中西医结合；急性心肌梗死无明显合并心衰、休克、严重心律失常征象者，又无溶栓或介入治疗的适应证，可在严密心电监护或血流动力学监护下，辨证使用中成药或中药及针灸等；缺血性或出血量少的中风，中药加针灸疗效肯定；发热待查或某些病毒性感染完全可用中药治疗。然而有不少中医，患者一入院就不分急性炎症还是慢性炎症、感染性还是非感染性、病毒感染还是细菌感染，马上使用各种抗生素，用西药，甚至月余不能退热却心安理得，若用中药1天退不了热，则认为中医不行，实在太不公允。据笔者观察，在内科普通病房（除CCU与ICU）50%～70%的患者完全可“先中后西”。不过实话实说，不能“先中后西”，目前实不全责之于住院中医医生，问题的原因十分复杂，因为住院中医医生不得不考虑医院的生存所需、医生的晋升、医疗纠纷、医疗事故评定、医生自保等。

3.2 能中不西

能中不西是指处理某些危急重症时，能用中医疗法则力争应用，尤其对一些经用西医方法治疗无效或效果欠佳者，可停用西药改用中药，或西药保持不变加用中药；如疗效好，经一段时间的观察，可将西药减量，争取最后能单独应用中医疗法，从而把西药的毒副作用减至最少，使中西医结合的优势得以充分发挥。最近笔者治疗一名患者，因酒精性肝硬化在某医院治疗月余，花费近万元，肝功能严重损害情况未改善，尚见黄疸，腹水，不欲食，遂出院找笔者诊治。考虑其既然在西医院用西药治疗无效，又何必再重复使用西药？故嘱其全部停用西药，单用中药治之，并嘱戒酒。经治不到2个月，患者肝功能基本恢复正常，体重增加7.5 kg，黄疸全退，腹水已消，状态良好。又如李某，女性，48 岁，因心电图示偶发室性早搏，ST-T 有缺血性改变，心脏彩超未见心脏形态改变，血脂、血糖、血尿酸、电解质、血沉及 X 线心脏摄片均正常，伴有心烦失眠、心悸、多疑、焦虑、恐惧、胸胁苦满、易激动等 β 受体兴奋指征，舌质红、苔少，脉弦细数，经某西医院心脏专科诊治，主要用西药如胺碘酮、慢心律、可达龙、消心痛、臣功再佳等抗心律失常，治疗半年无好转。此实为绝经期前 β 受体兴奋所致，证属肝气郁结，治拟以疏肝理气、养心安神为主，用柴胡疏肝散合百合地黄汤、甘麦大枣汤加减治疗约 3 个月，诸症消失，心电图大致正常，动态心电图（Holter）亦未见 ST-T 改变。另有李某，女性，65 岁，因反复晕厥急诊收留观，诊为冠心病、Ⅲ度房室传导阻滞、阿斯综合征，先经西医处理 2 天，效果不显，患者又不肯安装心脏起搏器，遂令其停用西药改用中药，静滴参附针、丽参针等，治疗 3 天，心率从 45 次/分增至 62 次/分，继续治疗 2 周，未出现晕厥，症状缓解而出院；1 年后复发，再次入院，亦先用西药处理无效，改用中药如前法治，周而缓解。再如许某，男性，65 岁，因缺血性中风，神志欠清，嗜睡，哈欠频频，左侧偏瘫，吞咽困难，靠胃管补充流质，西医处理 1 周疗效不显，后以中药平肝熄风之天麻钩藤饮加活血通络之品，并用头皮针、体针治疗 20 天，症状、体征全部消失。

3.3 中西结合

中西结合是指对于某些疾病，尤其是急危重症，单用中医治疗效果欠佳，或急救中药制剂未能跟上，或单用西医治疗在某些环节上尚存困难时，可通过中西医同用，或在该病的不同阶段进行有目的的优势互补，可望对某些难治或不治之症有所突破。下列内科病症宜中西结合处理：①各类危重急症；②心脏骤停；③急性心肌梗死合并症明显者；④急、慢性心力衰竭，心功能在 2 级以上；⑤出血量大的出血性中风及大面积脑梗死、呼吸衰竭、肺性脑病、多脏器衰竭、急性肾功能衰竭；⑥各种休克、各种大出血、危险性心律失常。先中后西、能中不西与中西结合，要坚持从实际出发，决不为中而中、为西而西。先西对病有利，就先用西医疗法；先中于病有益，则先用中医疗法。

急危重症多数不是中医治疗之所长是事实，在某些疾病的一定阶段加用中药可望弥补单一西医治疗之不足，也是事实。中西医结合处理病情后发生变化，应及时总结中西医各自之经验与教训。

现代中医之路

陈镜合

现代中医是指中医学西医或西医学中医，而以中医为主的中西结合医。既不同于不懂西医的传统中医，更不同于以西医为主的中西结合医。现代中医是源于传统又超出传统，来自中医又超出中医；以“古为今用”与“洋为中用”为指导，按“先中后西、能中不西、中西结合”的原则，进行临床、教学与科研的当代中医师。当代中医如何向现代中医方向迈进，值得探讨。

1 医者德为本

为医者有技术重要，有医德更重要。有技术缺医德者，本来可治的病有可能不治；本来用钱少能治愈的病，可能要用更多的钱才能治好。有医德者，可能将难治或不治的病变为可治；将本来要用更多的钱才能治好的病的成本，力争减至最少。如 1 例肺性心衰、心源性肝硬化的患者，在某医院住院治疗 1 月余，花费 2 万余元仍无明显效果。后闻介绍来广州中医药大学第一附属医院诊治。检查诊断：唇甲发绀，面色晦暗，颈静脉怒张，心率 112 次/分，心律不齐，频发室性早搏，呼吸 36 次/分，双肺可闻及散在湿性啰音，腹大如鼓，肝脾扪诊不理想，全身凹陷性水肿。舌质暗、苔白腻，脉细结代。中医辨证为阳虚水泛、水饮凌心，用普通的中西药处理：①西药用先锋霉素、安体舒通、双氢克尿噻、氨茶碱、地戈辛等，常规用量；②中药以真武汤合五皮饮化裁。用药期间，医生与患者保持电话联系，充分把患者自身的积极性调动出来，并根据病情，随时调整用药。1 周后水肿基本消失，临床症状显著改善，尚偶发早搏，心率 82 次/分，呼吸 18 次/分，肺部尚有少许干湿性啰音。医疗费不到 300 元，至今患者尚维持用药，一般情况尚好，生活自理。

2　术道求岐黄

如果中医专业毕业后学了西医，而又以西医为主进行工作，那并不代表你是真正的中医；而毕业于西医专业的，只要他学了中医而又是以中医为主进行工作的，就不能说他是西医，或中西结合医。笔者早年虽毕业于中医药大学，早期曾经也不属于中医。记得毕业前笔者曾在中华医学杂志上见到一篇文章，介绍用菊花 150 g 煎水，每天 3 次，连用 3 天，停用 3 天，治疗高血压病疗效很好。当笔者初到某医院中医病房工作时，收治 1 例高血压患者，症见头晕，面目虚浮，下肢微肿，心悸心慌，纳呆肢乏，口淡泛清涎，舌质淡白，脉沉迟，血压 27.2/16.0 kPa，便不分寒热虚实用菊花 150 g 按上法治疗。结果患者服食 2 天后，头更晕，频频恶心吐涎沫，血压不降反而升至 29.3/16.0 kPa。请老中医会诊，辨证为脾肾阳虚水泛型，宜温补脾肾，用附桂理中汤加味。3 天后症状明显改善，血压 22.7/13.3 kPa。又如某患者咳嗽近 1 个月，曾用过辛凉宣肺、辛温宣肺、温肺涤痰止咳等无效。症见咳嗽气促，无寒热，痰多色白、呈泡沫状，纳呆肢乏，下肢微肿，耳鸣，舌质淡胖、边有齿痕、苔白腻，脉沉迟。此属典型脾肾阳虚证，治宜温运脾肾，化痰定喘。处方：制附子、干姜、白术、茯苓、紫苏子、白芥子、莱菔子各 10 g，炙甘草 5 g，肉桂 3 g，党参 15 g。每天 2 剂，水煎早晚分服。次日复诊症状明显好转，仍用上方 2 剂，每天 1 剂，症状减半。续以前方去白芥子、紫苏子、莱菔子，1 剂，每天 1 剂。尽剂后诸症除，改用附桂理中丸每次 1 丸，每天 3 次，连服 1 周巩固疗效。近年来，不少年轻医生毕业后中医基础未稳，马上进修西医，西医知识也不深，便对号入座，把西医的炎症等同于中医的热证，不加辨证就用清热解毒之金银花、黄芩、大青叶、蒲公英、黄连等，不分寒热虚实用药。其实中医治病，是在中医理论指导下，调整机体阴阳平衡，从而使原来适应留邪的环境变为不适应，祛邪外出。

不可否认，中医理论尚属朴素唯物主义，存在不少误区，还要通过中西结合予以补充。不过在中医基础巩固之前，而“过早”进修西医，其结果是“中不成、西不就”。学中医临床，在开始时必须全程投入，不要被曾经学过的西医理论干扰，待真正掌握中医理论与临床，才开始进修西医较好。

3　要剑胆琴心

一个好的中医是一个胆似剑、处事能“当机立断”的中医，是一个只要辨证清楚就敢于用药的中医。例如急性心肌梗死的患者若在监护室中发现突然四肢抽搐、两目上视、牙关紧闭的同时，大动脉搏动消失，心音听不到，应立刻进行心肺复苏，不要等待。有医者见咳嗽喘促，痰白而稀、呈泡沫状，伴恶寒发热，头身重痛，舌质淡、苔白腻，脉浮而紧。中医辨证应属外寒内饮证，治宜散寒逐饮、止咳平喘，用小青龙汤实为对症。若认为属西医的“炎症”而不敢用麻、桂、姜、辛之类，硬用寒凉清热之金银花、连翘、苇茎、黄芩之类以“消炎”不效；后略有领悟而改麻、桂、姜、辛之类，但因怕其燥热，加入石膏、大青叶、蒲公英亦无效。最后笔者改用常规量的小青龙汤 3 剂，每天 1 剂而愈。

要成为一个好的现代中医，只有“剑胆”还不够，还要有“琴心”。对患者出现的每一个症状，都要进行认真、细致的分析与研究。如一患者右腰剧痛连右下腹，在某医院急诊。因患者 1 年前发生过同样疼痛，当时有血尿、腹部超声示有结石，按肾绞痛处理缓解。急诊医生未经详细检查，受病史资料误导，仍按肾绞痛治疗无效。翌日经详细检查分析，本次发病不是肾绞痛，而是急性腰腹神经肌肉疼痛所致。按肌肉神经痛处理 1 周而愈。又一男性患者，因胸前疼痛反复 10 年，近 3 天胸痛来诊。审其病史与资料，心脏有缺血性 ST-T 改变，前医一直按冠心病心绞痛治疗，因用西药有副作用而无法接受，就诊中医。细询病史，尤其是胸痛的性质、疼痛的时间及痛的部位、含服硝酸酯类后反应情况、动态心电图及心电监测分析，对其胸痛与心脏有关表示怀疑。为做进一步明确诊断，以与心脏无关的外用药在痛处涂擦，每天 3 次，做诊断性治疗，翌日复诊，胸痛明显消失。此后按神经、肌肉痛治疗 2 周，胸痛消失。此例说明，有冠心病又有胸痛，此胸痛不一定是心绞痛，而可能是其他因素所致。因此对患者的主诉或病史中的资料要认真分析，不要被误导。

4 互补西中汇

不要把学现代科学认为是学西医，更不要把一切先进的东西都说成是西医的，而把一切古老的、原始的东西都认为属于中医。中西医两门科学，各有所长，各有所短，求互补才有出路。当前的中西结合在临床方面基本还是中西混合。真正的中西结合应是取西医之长、补中医之短，取中医之长、补西医之短，最后产生中国独有的新医学派。如何互补不足呢？可以按不同的疾病、中西医之不同优势，在每个不同的病的不同阶段，先用中医，后用西医；或者先用西医、后用中医或中西结合。如在急性心肌梗死发病头 6 小时，可考虑溶栓治疗，若已失去溶栓时机或不宜进行溶栓治疗的，又无合并心衰、心源性休克、心律失常等，应在严密的心电监护下，以中医治疗为主；如有严重合并症者，应中西结合治疗。如冠心病心绞痛，或无症状性心肌缺血的患者，由于西药有不同程度的副作用，部分患者用西药后反而出现无法接受的症状，可考虑先用中医治疗为主，或加用中药将西药酌情减量，以便将西药的副作用减至最低。又如败血症可以先用抗生素治疗，待血培养转阴、白细胞正常后，患者出现自汗、气短懒言、疲乏、纳呆、面色苍白、舌质淡、苔少、脉虚浮或大而无力等一派气虚或气阴两虚见证时，再停用西药，改用中医治疗会取得更好的效果。心脏骤停的抢救“复苏”，中医不是优势，应以西医为主。但复苏后的中西结合，比单一中医或西医处理会更佳，这已有不少报道。病毒性心肌炎在无合并症的情况下，因中药对病毒有一定作用，毒副作用又少，可以用纯中医治疗为主。若合并严重心律失常、传导阻滞、心衰、心源性休克的，应以中西结合为主，用中医扶正、增强机体免疫功能，用西医对症治疗。对一些病毒所致的急性肠炎，水样便，每天 10 多次，失水征明显的，可在补充水电解质的同时，辨证服用中药，不使用抗生素，减少其产生的副作用。顽固性心衰有时处理相当困难，可考虑中西结合；对洋地黄使用有争议的疾病，可以不用或少用洋地黄，加用中药及非洋地黄类强心药；对顽固心衰所致的严重水肿，经用强心、利尿和血管扩张剂无效，若加用温阳利水或阴阳两补的中药，有不少报道有一定疗效；另洋地黄中毒量与有效量接近的患者，尤其老年患者，在治疗上可将洋地黄酌情减量，辨证加用中药，既可使安全度增大，又使疗效得到保证。

5 怪招药皆兵

用药之道应针对疾病的正与邪之盛衰，利用其优势，因势利导。要处处考虑患者之正气，不要盲目地攻，更不要盲目去补。有时以祛邪为主，有时以扶正为主；有时先扶正、后祛邪，有时先祛邪、后扶正或攻补兼施。如黄某因肺源性心脏病、心力衰竭、心功能3级，又有瘀血性肝硬化，在某医院住院以中西医结合治疗。西医以抗感染、强心、利尿与血管扩张为主；中医治以清热宣肺、平喘止咳、利水，用苇茎汤加车前子、滑石、通草，或用芫花、甘遂、大戟之类强攻。经治肢肿可消，但腹水不除，住院月余，症情反复控制不佳。来诊时见心悸、呼吸喘促、面色晦暗、唇甲发绀、腹大如鼓、青筋显露、头面四肢肿、舌苔白腻而边有齿痕、脉沉而虚数。实属阳虚水泛、正虚邪实、瘀血内结之证。按理必须扶其正气兼祛其邪。前医所用西药地戈辛、呋塞米、安体舒通之类与中医之利水峻攻等均属攻邪之药；所用苇茎汤加味，乃清热解毒之药。明属阳虚水泛之体，不分寒热虚实用药，反用一派寒凉攻逐之品，反复强攻，使虚之机体更虚，实则更实，致疾病缠绵。笔者除保留原西药外，先用高丽参10 g煎水，进服3天后，改用真武汤合五皮饮，每天1剂，另用高丽参5 g，每天1次炖服。治疗1周，四肢头面肿全消，腹胀减轻变软；治疗2周，心率由前112次/分变为72次/分，呼吸由36次/分变为18次/分，肺部闻之干湿性啰音明显减少，临床症状基本消失，生活可自理。又如李某，女，19岁，因高热5天入院，入院诊断为病毒性肺炎。经用西药治疗5天，高热持续不退，体温达40 ℃，邀中医会诊。诊见：寒热往来，口苦咽干，胸胁苦满，大渴头痛，大便1周未解，舌质红、苔黄厚，脉弦有力。停用西药抗生素，保留支持疗法。初考虑为三阳合病，用柴葛解肌汤加味，每天1剂，2天后热不退，仍照前方改为每天2剂，早晚分服，2天后仍无效。再照前方改为每天3剂，早午晚分服，且首剂加大黄，后下15 g。服第1剂后大便已通，热仍未退，午晚继分服其余2剂，翌日体温降至38 ℃。上方去大黄，连用3天，体温降至37 ℃。此后改为每天1剂，又连服3天，改用竹叶石膏汤1周病愈。又如朱某，恶寒微热，头痛肢痛，咳喘痰多、色白稠而难出，喉痛咽干，舌质淡胖、苔白腻微黄，脉浮微紧。首用辛凉宣肺早晚各1剂，翌日咽不痛，痰变稀而易出，黄苔已退。风寒束表、肺气上逆证备，方用苏子降气汤，3剂而愈。此乃寒热难辨之证，先用辛凉宣肺，使“寒”的主要矛盾方面更加明显，即诱敌深入后，用与前相反的治法，一举歼之。

现代中医内科急症临床思维

陈镜合

百花齐放，百家争鸣，本文以抛砖引玉为目的。

世界医学应包括现代医学与传统医学，中国的中医实质上是传统医学的重要组成部分。我国把世界医学中的现代医学人为地称为西医；把中国的传统医学主要部分称为中医。由西医与中医演变出国内当前的 4 种医学实体，即西医、中医、中西结合医与现代中医。

所谓西医实质是世界医学的现代医学实体；中医实质是世界传统医学属中国独有的一部分，它具有独特的理论体系，其临床与科研均以该理论为指导，亦即在阴阳五行、脏腑经络、四诊八纲、气血津液、六经、卫气营血、三焦等指导下进行，人员多数为老一辈的中医、学徒出身的中医及接受中医基本理论系统教学的中医，属中医的中坚力量；中西结合医是中西结合以西为主的或用西医的理论与思维方法指导临床与科研实践的体系，人员多数为西学中，少数为中学西者；现代中医是目前临床中医界主要成分，他们既懂中医，也懂西医，实际是中西结合组成以中医为主的中西结合医，其临床教学与科研均以中医理论、思维方法为指导，以西医的现代科学理论技术为手段，达到把中医理论与临床升华至与西医互补的境界，蕴藏着无限的生命力，可望对世界医学做出新的贡献，人员多数为中学西，少数为西学中者。

至于内科急症现代中医就是指从事内科急症工作的现代中医。

1 内科急症现代中医

内科急症现代中医必须是一个实实在在的中医、掌握现代抢救技术的中医、中西结合以中为主的中医。

1.1 实实在在的中医

内科急症现代中医首先要求是一个具有一定实践经验的、有较深的中医理论基础并实实在在的中医；绝不是那些不求辨证施治，对于炎症不分寒热虚实就认为是中医学的“热证”（既然是热证，就必须清热，要清热就非用黄连、黄芩、银花、石膏、蒲公英不可），一见高血压就认为是阴虚阳亢（而不知高血压也有虚实之别），对感染性疾患用1剂中药，热不退就认为中医“无效”而立即改用抗生素的中医；不是一见出血、一见肿瘤之类就认为“禁用”人参的中医；更不是一些纯对西医学的号、入中医学的座的中医。

1.2 掌握现代抢救技术的中医

现代科学技术是现代人所共有的，西医可以取而用之，中医亦可以为己所用。把现代抢救科学技术视为西医的专利是错误的，把中医学现代科学的抢救新技术认为是学西医就更加错误。我们绝不能把一切先进的、发展的东西都认为是西医的东西；把一切原始的、落后的东西都认为是中医的东西；把学现代抢救技术的中医视为“西化”，甚或“洋奴”就更加错误了。这种观念从表面上看是维护中医，实际上是促使中医“自我淘汰”。

无疑中医在古代对抢救确有较大贡献，如《救急方》的葱盐导尿术；晋代的“塞鼻孔，以芦管内其口中致咽，令人嘘之”做人工呼吸；《圣济总录》中的“治中急风，牙关紧……若牙紧不能食药，即鼻中灌之”，其灌乃“用鹅管吹入两鼻中灌之”可以讲是现代导尿、人工呼吸与鼻饲的先导，在当时很了不起，然而也可以肯定地说，当代的导尿、人工呼吸与鼻饲远比古代的先进。

要求现代中医学现代抢救技术的目的，不在于要他们当“西医”，而在于把现代抢救技术掌握好，为发展中医、研究中医所用。“古为今用”与

“洋为中用”是目的。故现代急症中医除要掌握西医的基本理论外，还要掌握呼吸机、气管插管、锁骨下穿刺、PTCA、PTCR、电起搏、漂浮导管、反搏技术等。

1.3 中西结合以中为主的中医

既然是中医药大学、中医院，处理急症以中为主，并严格按先中后西、能中不西、中西结合顺序处理内科急症，是理所当然的。

所谓先中后西是指对来诊的普通急症，首先考虑以中医的综合疗法处理。能中不西是指对某些危急重症或某些经西医处理无效或西医在某一阶段效果不显著的，尽可能用中医或可补其不足。中西结合是指单一用中医或西医疗效不显著的，或存不足需互补的，可中西结合。通过结合互补，能起到单一西医或中医不能起的作用。

2 临床思维举隅

2.1 先中后西

2.1.1 高热　高热为病毒所致的，无疑应以中医为主，要注意的是每日酌情用中药1～3剂。临床退热可用中医综合疗法如针灸、按摩、穴位注射等，当然高热不退或由于中医剂型缺乏之故，临时也可使用西药退热。

高热为细菌所致的，选用中药，日服1～3剂，切忌只用1剂，未退即改用抗生素，因即使用抗生素，真正热退通常也要2～5日或更久，亦有无效者。

高热原因不明或正在寻找病因者，先中理所当然，且应用中药时间要长，要善变善辨，要足量。

以上高热确认中医效不佳者，可改用或加用西药，尤其中毒症状明显者更应如此。支持疗法不分中西，可酌情使用。

2.1.2 中风　缺血性脑病、出血性脑病出血量少、无昏迷、颅内压不甚高者，可按中经络之络脉空虚、风邪入中、肝肾阴虚、风阳上扰处理。最好根据不同分型，配以针灸。已有不少报道，纯中医综合治疗疗效不亚于西医，具较大优势。如合并高血压、糖尿病可对症加用相应的降压、降糖西药，支持疗法不分中西。用中医治疗中经络贵在坚持综合疗法、药量足与勤锻炼。中药可每日 1 ~2 剂。

2.1.3 血证 急性上消化道出血，出血量少于 500 mL，无呕血，血红蛋白及血压未进行性下降者，可按中医辨证治疗，及时加用紫地合剂或紫地宁血散，配合胃肠减压、支持疗法、输血等。治疗过程中，要严格监测血压、脉搏、肠鸣。若血压不断下降，脉搏进行性加快，肠鸣音增强，要考虑中西结合。

2.2 能中不西

2.2.1 急性心肌梗死 急性心肌梗死面积不大，又无明显合并症或已失去溶栓机会或不宜于溶栓都可在严密的心电监护及血流动力学监护下，用纯中医综合疗法，按真心痛处理。急性期一般属痰瘀证较多，因郁所致的也不少。可用豁痰行瘀之温胆汤合失笑散，也可用越鞠丸合失笑散（或开心片或开心胶囊 1 号），并根据不同证型选用盐酸川芎嗪注射液、复方丹参注射液、复方丹参滴丸等，要绝对卧床。无血流动力学监测条件的，一定要注意血压有无进行性下降，呼吸有无进行性加速，心率有无进行性加快，第 3 心音或舒张期奔马律有无出现。肺底出现湿性啰音而又无法用感染解释者，应考虑早期心功能不全。如有心功能不全、严重心律失常、心源性休克者，应立即中西结合抢救。

2.2.2 休克 一般宜中西结合处理。若休克属轻度，主因是容量不足，可用中药。属阳虚用参附注射液，属气阴两虚用参麦注射液或生脉注射液，气虚用丽参注射液，等等，与此同时还要针对病因治疗。如属中重度休克要中西结合，特别是高度疑有心功能不全者，宜在 CVP 或 PCWP 监测下补充血容量，或使用血管扩张剂，失血的可输血。

2.2.3 心律失常 阵发性室上性心动过速、室性心律失常、“1 度型”或“2 度型”或房室传导阻滞、病态窦房结综合征属慢性过程，且无明显昏厥史，血流动力学又影响不大，可按中医“心悸”证进行辨证，亦可据不同证型适当选用生脉注射液、参麦注射液、丽参注射液、参附注射液、复方丹参注射液等。对于先用西医处理无效的病例，可考虑改用或加用中药。中药的改用或加用，有时会取得意外的效果。

2.3 中西结合

2.3.1 心脏骤停　心脏骤停复苏手段先西医处理，复苏后（尤其停跳时间在7分钟或以上的）其生存率与脑复苏后改善方面尚有相当大的困难。已有不少报道，复苏后中西医结合治疗，其生存率尤其脑复苏后改善有较大突破。复苏后临床表现可参考以下证型处理：痰热蒙蔽清窍者宜清热涤痰开窍，用安宫牛黄丸鼻饲，醒脑静注射液或清开灵注射液静滴；气阴两虚者宜益气养阴，用生脉注射液、参麦注射液以及生脉散加味鼻饲；阳虚欲脱者宜回阳固脱，用参附注射液、丽参注射液等，兼真武汤或参附汤或加味鼻饲；气滞血瘀者宜活血祛瘀，用复方丹参注射液或川芎嗪注射液等。

2.3.2 其他　急性心衰、呼衰、急性肾衰、多脏器功能衰竭、中重度休克、大出血、昏迷等急危重症，均宜在全程或某一阶段用中西结合抢救，抢救成功与否均须总结中西医各自的优势与经验。

陈镜合教授学术思想与内科杂病临证

林永杰

陈镜合教授，广州中医药大学首席教授、博士研究生导师、广东省名中医，全国老中医药专家学术经验继承工作指导老师，我国著名中医急症专家，中医急症治疗主要奠基人之一。陈镜合教授从事临床、教学、科研工作半个多世纪，学贯中西，中西医学术根基扎实，立足临床，脚踏实地，师古而不泥古，既守古人法度，又有创新精神，医风医德高尚。85 岁高龄，仍坚持每周四个门诊和一个临床教学查房，坚守临床工作的第一线。

现将陈镜合教授的临证思想总结如下。

1　辨证精准，善用经方

陈镜合教授中医基础理论深厚，精通中医四大经典《黄帝内经》《难经》《伤寒杂病论》，诵读经文，朗朗上口。临证擅长对辨证论治的灵活运用，更善于运用《伤寒杂病论》和金匮方，而且总是能娴熟地驾驭理、法、方、药于治病的每一个环节，具有很强的临证辨治能力。陈镜合教授使用经方的经验是：凡病机相符、方证合拍者，按照条文原方使用，如矢贯的；条文义近者，抓住病机主证，以法统方，可数方合用，或确定主方，变通加减。用药少而精，反对药杂量重。他认为治病关键在于对证。张仲景的《伤寒杂病论》作为一本经典著作，后世医家根据其特点，将之分为《伤寒论》《金匮要略》两部著作。《伤寒论》重六经辨证，《金匮要略》重脏腑辨证，伤寒方侧重治外感，金匮方侧重治疗内伤杂病。然陈镜合教授认为，《伤寒论》《金匮要略》里的方药，只要方证合一，就不必拘泥，灵活运用。陈镜合教授在临证之时，对经方的经典条文朗朗上口，熟稔在胸，而且对经方的证候规律、组方原理研究透彻，如陈镜合教授经常讲的小柴胡汤为和解少阳的祖方，由柴胡、黄芩、生姜、半夏、人参、炙甘草、大枣七味中药组成。如果从药物性味配伍特点来看，柴、芩合用，性寒苦降，清少阳邪热，姜、夏相配，性热辛开，治其寒湿，上四味药兼属泻，而参、枣、草，性味甘调，为之补。如果从药物组成来看，可分为三个组：一是柴胡和黄芩相配，柴胡疏泄肝胆，黄芩清泄胆热，二药相配，一疏一清，为和解少阳郁热的主药。二是生姜、半夏相合，和胃降逆止呕，为止呕之圣药。三是参、枣、草相用，补中益气，防患于未然。综观七味药相配，集寒、热、补、泻于一方，既相辅相成，又各奏其功，构成一个有机整体，达到疏利三焦、调达上下、宣通内外、和畅气机的效果，故称之和剂。陈镜合教授强调，小柴胡汤证，遵循“但见一证便是，不必悉具”的原则，只要证属邪犯少阳，枢机不利，即可放心用之。陈镜合教授认为，要用好用活经方，就得深刻理解经方证候特点、组方规律及药物之间的作用，临证之时，认真辨证，处方用药要与病因病机环环相扣，原方使用，或随证略为加减，每获良效。

2　后天之本，重在顾护

脾胃为“后天之本”，是脏腑气血机能活动的综合体现。脾胃源于先天、养于后天，脾胃化生的水谷精微是其发挥作用的物质基础。《脾胃论》云“脾胃一伤，百病丛生”，人一旦脾胃受损，抗病、愈病能力就会下降。陈镜合教授深谙这个道理，在临证之时，特别注重脾胃功能的重要性，强调脾胃为本，中气宜充，在遣方用药时处处顾护脾胃之气。在辨证的基础上，其方药中常用砂仁、甘草，目的在于醒脾和中，温运脾阳。还常以茯苓、白术作为药对，白术以健脾燥湿为主，茯苓以利水渗湿为要，两药相配，一运一渗，使脾可健，湿可除，达到治病的目的。姜、枣乃是振奋脾胃之气的药物，只要患者的舌苔不厚，陈镜合教授亦常用之。脾胃之气只可顾护，而不可损伐，故陈镜合教授临证上很少用到大黄、芒硝之品，若病情确实需要，如阳明腑实等证也是中病即止，或常以厚朴、莱菔子、枳实之属代之，或以大黄泡温开水服用，既能攻胃肠之实邪，又不伤脾胃之气，实为经验之谈。在陈镜合教授临证中，黄芪建中汤、丁蔻理中汤、陈夏六君子汤、补中益气汤等都是喜用的益气健脾方药，顾护脾胃，可见一斑。

3 岭南之地，注重化湿

岭南地区海拔低，属于亚热带气候，常年日照时间长，气温偏高，而且雨量充足，形成独特的潮湿炎热的气候。岭南人的体质多为痰湿、湿热、脾虚夹湿，甚至阴虚湿热等。若清热利湿，易伤脾胃，伤及阳气；若温化太过，“壮火食气”，易伤津耗气，故临床上治疗往往存在矛盾。此外，“湿盛则阳微”，虽岭南地区属于湿热之地，然湿邪易束缚阳气，阻遏阳气外达；加之岭南人因生活方式的改变，喜欢在空调环境中生活、工作，饮食上嗜爱生冷，偏食海鲜冷饮，且喜喝凉茶为保健；又或某些医家失治误治，过用寒凉之药，皆可损伤阳气，出现一派寒象。故岭南虽为湿热之地，阳虚寒湿之证病患亦不少。《黄帝内经》云：“阳气者，若天与日，失其所，则折寿而不彰。”阳气强则身体强，阳气一虚，容易产生寒湿、痰瘀等病理产物，导致疾病的发生发展，影响寿命。故陈镜合教授临证方药中，亦常用到附子、干姜温补阳气，温阳化湿，广泛应用于各种疑难杂证。中医治病，贵在辨证，只要抓住病证的本质特点，辨证准确地使用温阳化湿药，扶助阳气，祛除寒湿，屡起沉疴。陈镜合教授虽善用温阳药，但也同时指出，使用温阳化湿之药，要明辨寒热真假，辨证准确，切不可以标新立异，滥用乱用，例如附子量规用量 10 g，先煎即可，若辨证准确，适量即会奏效，无须大量使用，切忌人云亦云，以免乌头碱中毒，造成心律失常等副作用而适得其反。

4 用药轻灵，效如桴鼓

临床遣方用药，切忌“堆药”，认为药物用量越大、药物品种越多，产生治疗效果就越快。陈镜合教授认为，方药杂乱繁多是辨证没把握的表现，中医诊治疾病，关键在于辨证，方药若对证，疗效立显，若滥投重剂，不但无效，反而有害。在辨证准确的前提下，中医的临床医生更要懂得中医中药治病的原理，其原理在于利用天然药物的性味、归经、升降浮沉等特性及其功用，调动人体的自身调和能力，激发人体固有的愈病机制，从整体上补偏救弊，从而达到扶正驱邪的目的。《黄帝内经》云“谨守病机，各司其属”，中医治病，审证求因，有是证用是方，调阴阳，和气血。陈镜合教授反对药杂量重，用药少而精，以辨证准、用药轻、疗效验为原则，他的临床处方常常是9～11味，很少超过12味，往往以寥寥几味药，起到“四两拨千斤”的治疗效果。对一些慢性病、老年病，只要辨证明确，治疗有效，就不轻易更方，或根据症状略为加减，体现了“验不变法，效不更方，随证加减”的治疗原则。

5 药食同源，身心同治

随着社会节奏的加快、工作压力的增大，高血压、糖尿病、冠心病、消化道疾病、恶性肿瘤等疾病发病率逐年升高。许多疾病的反复发作，迁延难愈，与时下生活压力、心志情绪、饮食习惯有着密切关系。俗话说得好，“三分治，七分养”。陈镜合教授认为，在给予患者药物治疗的同时，必要的饮食指导及情绪开导，可以缩短病程，提高疗效。临证上，陈镜合教授常言：一要畅通情志，学会释放压力，保持乐观情绪，才能肝气疏、胃气降、脾气升，增加治疗效果。二要饮食有节，切勿暴饮暴食，过食肥甘厚腻，饥饱失常。正确的饮食也可起到药疗的作用，中医学就有“食药同源，凡膳皆药”的说法，根据患者的体质特点，指导他们正确合理健康地饮食，对疾病的康复及缩短病程具有重要的作用。淮山陈皮汤、枸杞牛膝汤、田七黄芪汤等汤方，陈镜合教授在临证中辨证指导患者使用。尽管陈镜合教授门诊患者很多，但在给患者开好处方的同时，还不忘针对不同的患者，指导他们饮食，告诫患者要多运动，要保持心情舒畅，鼓励患者树立战胜疾病的信心。陈镜合教授笑称这属于“无形处方”，当“有形处方”配合“无形处方”时，治疗往往事半功倍。好的医生治病又治心，道理也在于此。陈镜合教授今年八十有五，耳聪目明，活跃临床，平素仍打咏春拳、太极拳，健步等，这也是保持健康长寿的秘诀之一。

6 剑胆琴心，中西互补

一个好的中医是一个胆似剑，处事能“当机立断”的中医，是一个只要辨证清楚就敢于用药的中医。还要有“琴心”，对患者出现的每一个症状、每一个检查，都要进行认真、细致的分析与研究，指导遣方用药。陈镜合教授常言，医生治病救人，不能轻率，每出一方，理要通，法要明，要经得起推敲、经得起考验。同时，陈镜合教授主张“古为今用，洋为中用，中西结合”的现代中医思想，这样既发挥了中医学的特色优势，又可弥补中医四诊的不足。陈镜合教授一直认为，现代科学技术是现代人所共有的，西医可以取而用之，中医亦可以为己所用。作为现代中医，要掌握现代科学技术，用来发展自身，临床诊断必须做到中西两手抓，力争做到“先中后西、能中不西、中西结合”。陈镜合教授经常告诫我们，对于疾病反复而且治疗效果不好的情况，在治疗的同时，视病情需要该完善什么检查，就去做什么检查，切勿一味调整中药，以免失治误治，延误病情。

验案举例：

患者李某，男，69岁，2019年3月1日来诊。因“反复气喘乏力20余年，加重1个月”就诊，有扩张型心肌病病史20余年，一直在某医科大学附属医院就诊，症状时有反复，近1月来咯痰气喘症状加剧，求助中医药治疗。刻诊：气喘气促，痰多色白，呈泡沫状，伴胸闷气短，不能平卧，纳呆，精神疲乏，腰酸耳鸣，无寒热，无全身肿，大便秘结，小便量少。舌质淡红、边有齿痕，舌苔白腻，脉沉细。外院查心脏彩超EF值为40%。冠状动脉血管造影（CAG）未见异常。

中医师用过辛凉宣肺、辛温宣肺、温肺涤痰止咳等方药，治疗无效。

请陈镜合教授诊视，四诊合参，认为是脾肾阳虚、气不化饮、痰饮上凌心肺所致。治宜温肾健脾，化痰逐饮为法。拟用真武汤合陈夏六君子汤加减。熟附子10 g（先煎），干姜10 g，白术10 g，党参30 g，茯苓15 g，白芍15 g，陈皮10 g，法半夏15 g，黄芪30 g，枳实15 g，葶苈子15 g，炙甘草10 g。共3剂，每天1剂，水煎服，复煎，少量多次频服。

西医治疗维持原来治疗方案不变，配合中药治疗。

3天后复诊症状明显好转，续照原方7剂，症状明显好转。

按语：顽固性心力衰竭属于疑难危重症，并发症多，死亡率高，临床治疗处理相当困难，其症状表现与肺、脾、肾三脏相关，盖肺虚则痰不易化，脾虚则湿不能运，肾虚则气逆不能藏，是喘咳短气之成因。陈镜合教授谨守病机，运用温肾健脾、培土生金之法，以真武汤温阳镇水、陈夏六君子汤健脾化痰、葶苈子泻肺平喘，获较好的治疗效果。

陈镜合教授学术思想与内科临证是笔者在跟随他学习过程所领悟的，在此进行归纳梳理，愿对读者临床实践有一定的指导作用。

陈镜合教授治疗脾胃疾病经验撷要

林永杰

陈镜合教授，广州中医药大学首席教授、主任医师、博士研究生导师、博士后科研流动站合作导师，广东省名中医，国家中医药管理局认定为全国老中医药专家学术经验继承工作指导老师。陈镜合教授从事临床、教学、科研工作60余载，学识渊博，医术精湛，医风医德高尚。笔者有幸跟随侍诊，获益良多。现将侍诊过程中所学到治疗脾胃疾病的思想和经验做一个简单的归纳总结。

中医对脾胃的认识与现代医学的消化系统大致相似，认为脾胃、大小肠主管饮食、消化和吸收，是维持人体生命活动的主要器官。脾胃属中焦，主消化，为水谷之海，气血生化之源，是人体的后天之本。脾主运化，主升清，又能统血；胃为实质性的脏器，主运纳，藏水谷，为六腑之总司；小肠主受盛化物、泌别清浊；大肠主传化糟粕。脾胃、大小肠共同完成人体的消化、吸收、排泄功能。

脾胃对于人的生存、生长、发育、寿命有极其重要的作用。《黄帝内经》云："人受气于谷，谷入于胃，以传于肺，五脏六腑皆受其气。"胃主受纳，腐熟水谷，脾主运化，输布水谷精微，升清降浊，为生化之源，五脏六腑，四肢百骸，皆依赖其所养，精神气血乃得所生。明代李中梓在《医宗必读》中说："盖婴儿既生，一日不食则饥，七日不食则胃肠涸绝而死。"故曰："脾为后天之本。"人体元气来源于先天真气，赖后天水谷精气的充养，元气以脾胃为根本，脾胃衰则元气必随之而衰，金元四大家之一李东垣在《内外伤辨惑论》中提及："脾胃既损，是真气、元气败坏，促人之寿。"内伤脾胃，百病由生，李东垣在《脾胃论·脾胃虚实传变论》中说："脾胃既伤，而元气亦不能充，而诸病之所由生也。"五脏不和，求治于胃，唐代孙思邈在《千金方·胃腑》中强调调治脾胃可使"气得上下，五脏安定，血脉和利，精神乃居"。由此可见，防治胃肠道疾病具有重要的意义。

随着现代人社会生活节奏的加快，工作压力、精神压力的增大，生活规律日益紊乱，致使胃肠道疾病的发病率大大提高。胃肠道疾病是临床上的常见病、多发病。中医对它的诊治是在中医脾胃理论的指导下进行的，而中医脾胃理论源远流长，博大精深，效验神奇，是中医辨证论治的独到之处，也为现代胃肠道疾病的治疗开辟了广阔前景。

1　病因病机

陈镜合教授认为肠胃病的病因总不离情志不畅、饮食劳倦、痰湿阻滞、脏腑虚弱等。临床表现虽有千变万化之候，但离不开寒热虚实之象，亦常表现为虚中有实、实中有虚、寒中有热、热中有寒、寒热互结、湿热相杂等证。寒者如风寒犯胃，脾胃气机受扰，运化失常而致胃痛腹痛，恶心呕吐，肠鸣泄泻。寒湿所犯，脾阳受困，运化失职，气机不畅致脘腹痞满，口淡纳呆，大便稀溏；热者如燥热所犯，耗伤胃肠阴津而致口燥咽干，胃痛干呕，大便干结。湿热所致，内滞胃肠，脾失健运，胃失和降，邪伤肠络可致脘腹胀痛、泄泻下痢、便秘便血等；实者如忧思恼怒，怒则伤肝，肝气横逆，先犯脾胃，肝脾不调或肝胃不和，此证在临床上最为常见，表现为脘腹胀痛，嗳气泛酸，痛则欲泻，泻后痛减。气机不畅，郁久化热致胃脘灼痛、吞酸口苦等症；饮食不节，暴饮暴食或食滞日久损伤脾胃致气机不畅，运化失常，表现为腹胀纳差、呕吐腹泻等症；气滞日久，由气及血而致血瘀，由经入络而致瘀阻脉络，诸疾由生；虚者往往素体禀赋不足，脾胃虚弱或劳倦过度，或久病脾胃受伤，失于受纳及运化，脾胃阳虚，寒由内生或过用苦寒之品损伤阳气，脉络失于温煦，从而产生相应的胃肠病。

胃肠道疾病的病因病机虽有虚实及气血寒热、湿痰食郁之分，但究其根本原因，不外乎脾胃气机阻滞，运化失职，升降失常。

2　辨证施治

陈镜合教授治疗脾胃疾病，在详细了解患者的病因及病史的基础上，四诊合参，以气血的寒热虚实为辨证要点，根据脾胃疾病的证型不同，辨证用药，在临床上治疗脾胃疾病方面取得了良好的效果。现将陈镜合教授常用的治法及用药归纳如下。

2.1 温中健脾法

用于治疗中焦虚寒，脾阳不足，脾胃升降失常之脾胃虚寒之证。症见脘腹冷痛，痛势绵绵，喜温喜按，饥劳则甚，大便溏薄或下痢，完谷不化，舌质淡薄，苔白滑，脉沉细无力。方用黄芪健中汤加减，常选用黄芪、白术、肉桂、生姜、大枣、炙甘草、党参、砂仁、白蔻仁等。

2.2 降逆化痰法

用于治疗各种原因所致的胃气失降、胃气上逆之证。症见胃脘痞硬、嗳气不减，反胃呕吐重者。方用丁蔻理中汤合乌贝散加味（陈氏自创胃痛方），常选用丁香、白蔻仁、党参、白术、干姜、法半夏、乌贼骨、浙贝母等，具有温中降逆、散寒醒脾之效。

2.3 疏肝和胃法

用于治疗肝失疏泄，横逆犯胃，胃气郁滞之肝胃不和之证。症见上腹部或胸骨后反复性发作疼痛，胃脘痞满，饱胀，泛酸，嗳气、嘈杂，恶心、呕吐，舌质淡，苔微厚，脉弦，每因情志异常，上述诸症加重。方用柴胡疏肝散或越鞠丸加减，常选用柴胡、白芍、砂仁、法半夏、枳壳、陈皮、苍术、神曲、香附等。

2.4 养阴益胃法

用于治疗素体阴虚或热邪灼伤阴液伤津耗气之胃阴不足之证。症见胃脘灼痛隐隐，嘈杂似饥，烦渴思饮，口干舌燥，恶心干呕，大便秘结，舌红少津或有裂纹，苔少光剥，脉细数。方用麦门冬汤加减，常选用沙参、麦冬、石斛、柴胡、白芍、女贞子、郁金等。

2.5 芳香化湿法

用于感受湿浊之邪，或脾失健运、胃气郁滞、湿浊内生之脾虚气滞之证。症见脘腹痞满，食少体倦，呕吐泻泄，舌苔浊腻，脉滑。方用陈夏六君子汤加减，常选用陈皮、法半夏、党参、茯苓、苍术、川朴、藿香、白蔻仁、砂仁、甘草等。

2.6 抑肝理脾法

用于治疗肝脾不和，木乘土虚而作泻之证。症见慢性腹泻，腹痛，痛即欲厕，善太息，嗳气，胸胁胀闷不舒，舌质边红，苔白中裂，脉象沉弦。方用痛泻要方加味，常选用防风、白术、陈皮、白芍、木香、川连、木棉花、藿香等。

2.7 温肠止泻法

用于治疗脾肾虚寒所致的肠道寒凝之证。症见小腹隐痛，遇寒加剧，喜温喜按，肠鸣便溏或久泻不止，小便频数，舌淡苔白，脉沉缓。方用四神丸加味，常选用煨肉蔻、补骨脂、炮姜、吴茱萸、五味子，再加熟附子、肉桂、台乌、沉香等温中散寒。

2.8 辛开苦降法

用于治疗寒热互结、胃腑失和，气机升降失常之寒热错杂之证。症见胃脘痞满，喜暖怕凉，痛处喜按，重按又痛甚，食后脘部胀痛加剧，呃逆嗳气，腹胀矢气则快，舌质暗红，苔厚微黄，脉沉细滑。方用半夏泻心汤加减，常选用法半夏、党参、黄芩、黄连、苏梗、干姜、藿香等。

2.9 补中益气法

用于治疗脾胃气虚，运化失职导致的气机升降失调之证。症见脾胃气虚，困倦少食，饮食乏味，气虚发热，或气虚下陷，久泻脱肛，或大便难，等等。舌淡白，脉细。方用补中益气汤加减，常选用党参、陈皮、升麻、白术、柴胡、黄芪、当归等。

3 治疗脾胃病的临证经验

陈镜合教授治疗脾胃疾病，自始至终都体现了中医辨证施治的原则。中医的精髓在于辨证论治。他在辨证准确的基础上，根据患者的症状，灵活加减药物，多一味、少一味应有其依据，只要药证合拍，治疗效果必定提高。

3.1 治脾胃，重理气

脾胃同处在中焦，以膜相连，一脏一腑，互为表里，脾主升，胃主降，斡旋一身之气机。在肝的疏理条达之下，气机的升降、出入有序，机体协调而不病。若肝气失疏，脾气不升，胃失和降则生气郁、气滞、气逆，久则有气虚之证。陈镜合教授认为治则当疏、当升、当降、当和、当补，理气贯穿始终。临证上，陈镜合教授选用理气之品也别出心裁，上焦者常用苏梗、白蔻仁、陈皮，中焦者常用砂仁、枳壳、佛手，下焦者常用木香、沉香、大腹皮、厚朴。理气药用以行气调畅气机，但行气之品亦能耗气伤元劫阴，故用量不可过大，且不能长期服用，故陈镜合教授在药物配伍过程中常加入白芍、石斛、沙参等收敛之品，以防耗散太过。

3.2 四诊参，重观舌

四诊合参，是中医诊治疾病的法则。在四诊中，问诊及脉诊受医者主观影响较大。陈镜合教授治疗脾胃病尤其重视舌诊，且舌为脾胃之外候，舌苔禀胃气而生，舌质赖气血而充盈，舌象的形成和变化亦是脾胃功能状态的反映。他认为舌象可以诊察全身气血盛衰和脾胃的病理变化，治疗脾胃疾病，舌诊应为四诊之首。如舌质淡而胖，苔白而润，主脾胃虚寒；舌质淡嫩而瘦薄，苔少或无苔是以气虚为主，伴阴液不足，为禀赋虚弱之象；舌质淡，苔白嫩而滑，主脾胃阳虚；舌红而瘦，津少为脾胃阴虚或大肠津亏；舌红苔黄腻多为脾胃或大肠湿热；胃肠血瘀多见瘀点或瘀斑在舌尖或舌中部。

3.3 用药轻，疗效验

目前有些年轻的中医生治疗脾胃病，对药物的用量用法不太注意，出现“堆药”现象，认为药物用量越大、药物品种越多，产生治疗效果就越快。陈镜合教授认为，中医诊治疾病，关键在于辨证。在辨证准确的前提下，更要懂得中医中药治病的原理，其原理在于利用天然药物的性味、归经、升降浮沉等特性及其功用，调动人体的自身调和能力，激发人体固有的愈病机制，从整体上补偏救弊，从而达到扶正驱邪的目的。故陈镜合教授在脾胃病临证选方时，以辨证准、用药轻、疗效验为原则，在处理一些疑难脾胃病症时以寥寥数味药，往往起到“四两拨千斤”的治疗效果。

3.4 后天本，重顾护

脾胃为“后天之本”，是脏腑气血机能活动的综合体现。人体固有的抗病、愈病能力有赖于脾胃，它源于先天、养于后天，脾胃化生的水谷精微是其发挥作用的物质基础。一旦脾胃受损，抗病、愈病能力就会下降。所以，陈镜合教授注重脾胃功能的重要性，强调以脾胃为本，中气宜充，在遣方用药时处处注意顾护胃气。在治疗脾胃疾病时，在辨证的基础上，其方常用砂仁、甘草，目的在于醒脾和中，温运脾阳。另外，还常以茯苓、白术作为药对，白术以健脾燥湿为主，茯苓以利水渗湿为要，两药相配，一健一渗，使脾可健，湿可除，达到治病的目的。姜枣乃振奋胃气之药，只要舌苔不厚，陈镜合教授亦常用之。脾胃之气只可顾护，而不可损伐，所以陈镜合教授临床上很少用大黄、芒硝之品，实在要用的话也只是中病即止，常以厚朴、莱菔子、枳实之属代之，或以大黄泡温开水服用，既能攻胃肠之实邪，又不伤脾胃之气，实为经验之谈。

3.5 畅情志，调饮食

俗话说得好，“三分治，七分养”，脾胃病更是如此。陈镜合教授认为，脾胃病的发生、反复发作，迁延难愈，与时下生活压力、心志情绪、饮食习惯有着密切关系。故临证上给予患者饮食的指导及情绪的开导，可提高疗效。临床上，陈镜合教授常言：一要畅通情志，学会释放压力，保持乐观情绪，才能肝气疏、胃气降、脾气升，增加治疗效果。二要饮食有节，切勿暴饮暴食，过食肥甘厚腻，饥饱失常。此外，陈镜合教授认为，食疗是中医治疗脾胃病的一大特色。中医学就有“食药同源，凡膳皆药”的说法，故正确的饮食可起到药疗的作用。陈镜合教授指出，脾胃病的饮食调理，除结合季节外，还必须因人而异，根据不同人的体质进行调理，才能起到食疗的效果。胡椒炖猪肚、花胶淮山养胃汤、沙参玉竹鸽子汤、参芪砂仁瘦肉汤等都是陈镜合教授在临证上根据患者体质推荐的食疗方。

3.6 “现代中医”在脾胃病中的应用

陈镜合教授主张“洋为中用、古为今用、中西结合”的现代中医思想，这样既发挥了中医学的特色优势，又可弥补中医四诊的不足。陈镜合教授“现代中医”的学术思想在治疗脾胃病的过程中也得到运用。他认为，目前受到环境的改变、食品的安全、生活压力等多方面因素的影响，胃肠道的肿瘤发病率高，而且逐渐趋向年轻化。由于食管癌、胃癌、肠癌等早期临床症状不典型，常被忽视，往往待出现消瘦、黑便甚至呕血等症状时方引起注意，而此时多已经发展为消化道肿瘤的晚期，失去了治疗的最佳时机。故对于胃肠疾病反复治疗效果不好，特别是年过半百的中老年人，在中药治疗的同时，应完善胃肠镜、腹部CT、相关抗原等检查，切勿一味调整中药，以致延误病情。陈镜合教授临证上一直运用“现代中医”的思想，他认为，要中西医优势互补结合，不要和尚念圣经的结合，掌握现代科学技术的中医，临床诊断必须做到中西两手抓，治疗方面除急危重症外，力争做到“先中后西、能中不西、中西结合”，治疗脾胃病更应如此。

上述经验和思想是笔者跟随陈镜合教授在门诊、病房侍诊，以及在陈镜合全国名老中医传承工作室工作过程中总结的临床经验，对临床实践有一定的指导作用，但由于笔者认识水平有限，仅略兴其点滴一二，远远不能反映陈镜合教授多年丰富的临床经验，故不足之处，还望指正。

陈镜合教授“现代中医”思想在临床教学中的运用

林永杰

临床实习是医学教育的关键阶段，是医学生实现基础理论知识向临床实践过渡的重要环节，是对在校期间基础理论知识、临床理论知识、思维判断分析能力的综合学习阶段。因此，临床实习对医学生的发展有着重要意义。作为教学医院，广州中医药大学第一附属医院尤其重视学生临床实习以及临床带教工作，为培养实用型的现代中医人才进行着孜孜不倦的探索。陈镜合为广州中医药大学首席教授，从医从教60余载，医术精湛，医德高尚，教书育人，桃李满天下。20世纪90年代，他就提出了“现代中医”理论。他指出，“现代中医”既不同于不懂西医的传统中医，更不同于以西医为主的中西结合医，是源于传统又超出传统，来自中医又超出中医，以“古为今用”与“洋为中用”为指导，按“先中后西、能中不西、中西结合，中西优势互补”的原则，进行中医临床、教学与科研活动。陈镜合教授是中医大师、中西医结合大师、现代中医的先驱，他非常重视中医教育事业。陈镜合教授认为，中医教材上对疾病的认识是全面而系统的，但主要讲述的是普遍规律，对于疾病的诊断和辨证论治的认识大都是“典型疾病模型”。临床上疾病的表现错综复杂，疾病的证型千变万化，因而只学会书本上的知识就想成为合格的临床中医师是不现实的。名老中医专家的临床水平代表了现今最高层次的中医临床水平，因此，在教学中融入他们的学术思想和临证经验，无疑可以大大提高学生辨证治疗的能力，特别是对于辨别慢性疑难病证尤为重要，同时也可以增强学生学习中医药学的决心和信心。

1　重视中医基础的教育

陈镜合教授中医基础理论深厚，临证擅长于对辨证论治的灵活运用，善于使用伤寒和金匮经方，总是能娴熟地驾驭理、法、方、药于治病的每一个环节，具有很强的临证能力。在我们实习同学中，大多数都是学习中医的，经过4年的中医理论学习，进入临床实习阶段，要做到“先中后西、能中不西”，中医基础一定要扎实。中医的阴阳理论、四诊八纲，中药的升降浮沉、方剂的君臣佐使等理论基础，必须熟记在胸，在临床实践中信手拈来。中医学是一门四诊合参、辨病与辨证相结合的学科。辨证论治是中医的优势和精髓。在临床带教中，指导学生在临床中的望、闻、问、切，全面掌握患者四诊的资料，通过辨证论治，做出正确的临床诊断，再把理、法、方、药统一起来。临床带教中重视中医基础教育，理论联系临床，不仅可以培养学生的中医临床思维，激发学生的兴趣，而且有助于帮助学生从“学生”到“医师”的角色转换，让学生尽快融入医学活动中来，为培养“现代中医”打下坚实的基础。陈镜合教授精通中医四大经典，临证之时经方信手拈来，往往获得良好疗效；在中医临床教学及理论传承中，陈镜合教授亦强调学习中医经典理论的重要性，并在临床实践中应用经典理论，同时结合自身的体会及经验，不断升华经典理论的内容，发掘出更多宝贵的中医经验。

2　大医要“精”，更要“诚”

陈镜合教授今年已经85岁了，从医从教半个多世纪，身体力行，至今他仍坚持每周5天的工作量，并坚持到病房查房，指导疑难、危重患者的救治，深受患者的爱戴和敬仰。“诚”，一为诚心，对中医药事业的执着和坚持，从一而终，无怨无悔；二为诚德，陈镜合教授医风医德高尚，想患者之所想，急患者之所急。在当代的医患关系前，更要求我们医务人员有对人类健康事业高度的责任感和奉献精神。基于此，在临床带教中，陈镜合教授注重医风医德的教育，言传身教，教导学生树立良好的医德医风和职业道德，要求学生设身处地为患者着想，做到“除人类之病痛，助健康之完美”。医乃仁术，培养学生的“诚”心和“诚”德，是临床带教至关重要的方面。

3　古为今用，洋为中用，中西医优势互补

当今社会，科学技术发展迅速，必须善于利用现代的科学技术，才能保证中医药事业的传承和发展跟得上时代的步伐。陈镜合教授认为，现代科学技术既不姓中，也不姓西，是现代人共享的，现代中医必须用现代科学技术武装自己，才能发展。传统中医只有坚持“古为今用”“洋为中用”，发展自己，才能针对新病种、新病源，运用与以往不同的方法取得疗效，才有希望为世界医学做出新的贡献。故在临床带教中，不仅要培养学生的中医四诊技能及辨病辨证思路，而且要培养学生扎实的西医基础及利用现代技术方法的能力，结合检验、影像等资料，拓宽学生的临床思路，掌握中西医两套理论体系，更好地为临床服务。陈镜合教授认为，对于急危重症，提倡运用现代医学的先进技术手段进行救治，先挽救生命，再辅以中医药疗法，以减轻西药的副作用，提高患者的免疫力，提高整体疗效，中西医相辅相成；对于普通的急症或慢性病，如果可以单纯用中医药解决，则不用或少用西药。现代中医不再是“慢郎中”，而是不仅深谙中医传统辨证论治的方法，而且能识别急危重症，充分借鉴西医学的技术手段，中西医结合，以提高临床疗效。具体应用在临床教学中，对于各系统疾病，应侧重讲解中西医各自的优势及不足，取长补短，实现有机结合，才能切实提高学生的中西医结合诊疗能力。

4　实事求是，肯定中医，坚定继承

陈镜合教授认为，中华民族有五千多年的历史，其传统文化是在无数失败与成功、认识再认识的基础上总结出来的硕果。中医药学作为中华传统文化的重要内容，为中华民族的繁荣昌盛做出了巨大的贡献。中医药学作为传统文化宝库，并不等于其中无糟粕。不切合实际、片面地夸大中医药，认为中医能医百病是错的。因此，在临床带教中，陈镜合教授鼓励学生肯定中医，树立对中医的信心，同时还需正视中医现阶段存在的局限性，与时俱

进，积极应对，不断完善现代中医体系，对中医药这个伟大宝库继续发掘并加以提高；培养学生热爱中医、理解中医、运用中医，秉着扬弃的态度坚定继承，为成为一名合格的现代中医而努力。

多年来，陈镜合教授在课堂上和临床带教中，毫不保留、不厌其烦地为学生传道授业，指导学生学习中医的思维方法，并结合自己的实践经验，将中医理论和临床实践有机结合，使学生对抽象的中医理论更好地理解和掌握，并期望学生能“青出于蓝而胜于蓝”，将中医发扬光大，使中医事业、中西医结合事业更上一层楼。吾辈有幸跟随陈镜合教授学习，将其教育教学思想经验总结一二，望对中医药传承事业有所贡献。

陈镜合教授"治未病"思想

林永杰

"上工治未病"出于《黄帝内经》，《素问·四气调神大论》提到："是故圣人不治已病治未病，不治已乱治未乱，此之谓也。夫病已成而后药之，乱已成而后治之，譬犹渴而穿井，斗而铸锥，不亦晚乎?"另外，在《灵枢·逆顺》中提到"上工，刺其未生者也；其次，刺其未盛者也，……上工治未病，不治已病，此之谓也"，即"治未病"之说。这话的基本意思就是重在预防，而且从正反两方面强调治未病的重要性。到了东汉，医圣张仲景在《金匮要略·脏腑经络先后病脉证》中谓"见肝之病，知肝传脾，当先实脾"，强调已病防变。故从古代医著来看，"上工治未病"包括未病先防、已病防变、既变防渐等多个方面的内容。陈镜合教授认为，中医"治未病"思想，对我们现代中医的临床实践具有重要意义。"治未病"要求医务人员不但要会治病，而且要防病；不但要防病，而且要注意阻挡病变发生发展的趋势，并在病变产生之前就想好能够采用的救急方法，这样才能掌握治疗疾病的主动权，达到"治病十全"的"上工之术"。

中医"治未病"的思想源远流长，从历代医家的论述及理论发展来看，大体包括"未病先防""已病防变""病愈防复"三个方面。

1 未病先防

"未病先防"，首先要对"治未病"的概念有正确的理解。所谓"未病"，多数注释"未病"为"无病"。陈镜合教授认为：无病之人，即常人，有何治之必要？故他提出"未病"与平常健康之人"无病"有别，即有患病的因素存在，或将病未病。高明的"上工"，能够预见和分析出"将病"的各方面因素，从而防其病作。故而"治未病"中"未病"二字，应理解为“病将作”或“将病”方为确切。“治未病”就是说在疾病没有发生或即将发生的时候，积极预防，防止疾病的发生。在跟诊中，常常会碰到两类患者，有自觉症状但所做的主要检查结果正常，或检查结果有偏离却无自觉症状。前一类患者由于生活、工作等因素，表现为疲劳、纳差、不寐、烦躁等身体自觉症，对于轻症者，陈镜合教授常以告知患者生活及心理调节为主，一般不需要药物治疗；对于症状较重者，陈镜合教授会根据患者的四诊资料，遵循“实则泻之，虚则补之”原则，以平调阴阳为总则来治疗。对于后一类患者，随着现代检查手段的丰富，常常表现为内分泌、代谢与免疫等功能或指标异常，比如血脂、尿酸、血糖等，这些指标的异常，往往是导致心、脑、肾等疾病的危险因素。故陈镜合教授认为，“治未病”显得尤为重要。虽然患者没有症状表现，但也要引起重视，要定期复查，除了生活、工作方式调整以外，必要时还要进行药物治疗，以防止心脑血管病的发生。

2　已病防变

“已病防变”，即已经生病，在治疗上应尽量防止病情进一步发展加重。陈镜合教授认为，这要求医者掌握疾病的发生、发展及传变规律，判断病邪的转化演变，及早做出准确的诊断，进行正确有效治疗，而且要防止失治误治，减少其他脏腑并发症的产生。比如，高血压是一种常见的心血管类型疾病，可导致冠心病、脑梗死、心力衰竭、肾衰竭等疾病的发生。除了对患者进行宣传教育，建议其饮食应合理、加强健身运动、戒烟限酒、适时进行心理放松或调适心理平衡以外，还应通过药物治疗控制血压，定时监测，以阻止血压进一步升高从而导致心脑血管疾病的发生。又如，目前受到环境的改变、食品的安全、生活压力等多方面因素的影响，胃肠道的肿瘤发病率高，而且逐渐趋向年轻化，但由于食管癌、胃癌、肠癌等早期临床症状不典型，常被忽视，往往待出现消瘦、黑便甚至呕血等症状时方引起注意，而此时多已经发展为消化道肿瘤的晚期，失去了治疗的最佳时机。故对于这些患者，在治疗的同时，应完善胃肠镜、腹部 CT、相关抗原等检查，以免失治、误治，加重病情。对于这些患者，就可以在更早的时候预防和治疗癌前病变，这时可以发挥中药治疗的优势，使疾病停止在某一早期阶段，从而阻断疾病进一步发展，发挥中医“治未病”的独特优势。

3 病愈防复

病愈防止复发是中医学根治已病、防止旧病复发或产生新病的重要手段。在病愈或病情平稳之后，要注重身体的调理，增强体质，促进机体功能恢复正常，防止旧病复发。常言道："三分治病七分养。"生病之后，治疗重要，调养更重要。如中风的患者，若不加注意，必然会有第二次、第三次的中风复发加重。故在病愈后，要注意身体的调理，在药物巩固疗效外，调节饮食、起居谨慎、调理心志，预防中风的再次发生。

中医治未病思想有着悠久的历史及深厚的文化底蕴。陈镜合教授认为，正确认识和运用"治未病"的思想为人民健康服务是必要的，同时反对把传统预防医学夸大的行为，把本无病的人都变成"有病"，与"治未病"的思想相违背，适得其反，应引以为戒！

陈镜合教授经验方

陈镜合　林永杰

陈镜合教授为广州中医药大学首席教授，广东省名中医，全国老中医药专家学术经验继承工作指导老师，“现代中医”的倡导者，从事医教研60余载，医术精湛，医德高尚，在几十年的临床和教学实践中，逐渐形成了自己独特的学术观念及理论体系，积累了丰富的临证经验，也总结了一些疗效显著的经验方药。兹总结如下。

1　解郁通络方

方药组成：神曲15 g，法半夏10 g，香附10 g，川芎10 g，苍术10 g，五灵脂10 g，蒲黄10 g，党参15 g，肉豆蔻10 g，桂枝10 g。

功效：除痰理气升郁，益气通阳逐瘀。

主治：胸痹心痛、郁病、胃痛、不寐等病症。

方解：香附、川芎理气解郁，法半夏、苍术燥湿除痰，桂枝宣通胸阳，肉豆蔻、神曲行气导滞，五灵脂、蒲黄活血祛瘀，党参补中益气，诸药合用，有除痰理气开郁、益气通阳逐瘀之效。本方为广州中医药大学第一附属医院院内制剂解郁通络片的基础方。

常用加减：血瘀不显者，去蒲黄、五灵脂；兼有脾虚者，加茯苓、淮山，苍术改白术；反酸嗳气、胃中灼热者，加乌贼骨、浙贝母；不寐者，加酸枣仁、夜交藤等。临床常用于冠心病、心血管神经官能症、神经衰弱、慢性胃炎、反流性食道炎等治疗。

2　降逆胃痛方

方药组成：党参30 g，白术12 g，高良姜10 g，丁香6 g（后下），蔻仁10 g（后下），乌贼骨15 g，浙贝母10 g，延胡索10 g。

功效：温中降逆，行气止痛。

主治：虚寒型胃痛。症见上腹闷痛、嗳气反酸、喜温喜按，寒凉生冷饮食可诱发，舌质淡白、舌苔薄白，脉迟或大而无力等。

方解：党参、白术、高良姜温中健脾，丁香、蔻仁行气降逆，乌贼骨、浙贝母制酸，延胡索行气止痛。

常用加减：若腰酸背痛、畏寒肢冷证属肾阳虚者，可加肉桂、熟附子；气短懒言、面色无华者，加黄芪、当归；痛连两胁者，加柴胡、川楝子；伴口干口苦者，加石斛、麦冬；无反酸者，可去乌贼骨、浙贝母。临床常用于慢性胃炎、糜烂性胃炎、反流性食道炎、胃十二指肠溃疡等治疗。

3 养心定悸方

方药组成：党参 15 g，麦冬 15 g，五味子 10 g，玉竹 15 g，益智仁 20 g，柏子仁 20 g，龙齿 30 g（先煎），牡蛎 30 g（先煎），浮小麦 30 g，陈皮 10 g。

功效：益气养心，安神定志。

主治：气阴两虚所致的心悸、心神不宁、不寐梦多、心烦多疑、咽干口渴、气短自汗、舌质红、少苔、脉细数等。

方解：党参、麦冬、五味子益气养阴，益智仁、柏子仁养心安神，龙齿、牡蛎安神定悸，浮小麦敛汗安神，陈皮行气宽中。若心烦不寐，可加白芍、素馨花；若胸闷、头痛，可加川芎、丹参活血化瘀；若嗳气反酸，可加苏梗、砂仁行气和胃。临床上常用于神经衰弱、焦虑症、更年期综合征、冠心病、风湿性心脏病或无明显并发症的病毒性心肌炎等。

4 疏肝解郁方

方药组成：柴胡 10 g，白芍 10 g，香附 10 g，夜交藤 30 g，甘草 10 g，陈皮 10 g，百合 30 g，川楝子 15 g，素馨花 10 g，生地黄 15 g。

功效：疏肝解郁，理气除烦。

主治：情怀不遂、忧思焦虑、心烦、失眠梦多、胸胁苦满、苔白、脉弦等。

方解：柴胡、白芍疏肝解郁，香附、陈皮行气解郁，夜交藤、素馨花欢心安神，生地黄、百合养阴除烦，川楝子理气止痛，甘草和诸药。若嗳气反酸，加砂仁、乌贼骨；若头晕头痛，加川芎、菖蒲；若胃纳差、不思食，可加神曲、山楂；若无失眠者，可去夜交藤；若腹痛不明显，可去川楝子。临床上常用于睡眠障碍、神经衰弱、焦虑症、更年期综合征、胃炎、胃肠功能紊乱等。

5 益气养胃汤

方药组成：党参 15 g，茯苓 15 g，白术 15 g，淮山药 30 g，麦冬 15 g，玉竹 15 g，石斛 15 g，砂仁 10 g（后下），乌贼骨 15 g，浙贝母 10 g，大枣 20 g，炙甘草 6 g。

功效：益气健脾，行气养胃。

主治：胃脘部疼痛、胃痛连胁、灼热、咽干舌燥、嗳气反酸、心烦梦多、面色潮红、舌质红少苔、脉弦细或数。

方解：党参、茯苓、白术、炙甘草益气健脾，麦冬、玉竹、淮山药、石斛养胃益阴，体现胃“喜润而恶燥”的生理特点；砂仁行气宽胀，大枣益气扶正，乌贼骨、浙贝母散结抑酸。若伴气短懒言、汗多，加黄芪；若大便秘结，加肉苁蓉、火麻仁；若胁肋疼痛，可加川楝子、绵茵陈；若无反酸者，去乌贼骨。临床上常用于慢性胃炎、反流性食道炎、胃或十二指肠溃疡及某些慢性胆道炎症。

6 益气解表方

方药组成：党参 30 g，黄芪 30 g，升麻 10 g，白术 10 g，柴胡 15 g，苏叶 10 g，防风 15 g，桂枝 10 g，羌活 10 g。

功效：辛温益气，疏风解表。

主治：气虚兼感受风寒之证，症见微恶风寒、头痛头晕、鼻流清涕、项强肢酸、气短乏力、舌苔白厚腻、舌质淡嫩、脉虚或虚数。若咳嗽，加杏仁、桔梗；湿重、苔腻者，加薏米、蔻仁；若头痛头晕严重，加白芷、川芎；若咽痛咽痒，加木蝴蝶、射干。若症重，可一日二剂。临床上常用于上呼吸道感染、荨麻疹、鼻炎等病症。

7 扶阳解表方

方药组成：熟附子 10 g（先煎），白术 10 g，茯苓 10 g，桂枝 10 g，生姜 10 g，炙甘草 10 g，白芍 10 g，紫苏叶 10 g，大枣 20 g。

功效：助阳健脾，发汗解表。

主治：阳气虚弱，素体畏寒肢冷，感冒风寒。症见恶寒多发热少、喷嚏频频、鼻流清涕、头痛体重、肢酸乏力、面色苍白、言语低微，苔白质淡、脉虚浮缓。

方解：熟附子助阳，白术、茯苓健脾助附子温通，紫苏叶、桂枝解表发汗，桂枝配生姜调和营卫。全方起助阳解表之效。若无汗身痛，可加麻黄、荆芥；若咳嗽咽痛，加杏仁、桔梗；若肌肉酸痛，加羌活、葛根；若鼻塞流涕，加辛夷花、苍耳子。临床上常用于上呼吸道感染、多汗症、植物神经功能紊乱等疾病。

8 益气通便方

方药组成：黄芪 30 g，党参 15 g，当归 20 g，白术 10 g，升麻 10 g，枳实 10 g，火麻仁 30 g，大黄 10 g（后下），炙甘草 5 g。

功效：益气养血，行气通便。

主治：气血亏虚之便秘。症见长期腹胀便秘、气短懒言、面色萎黄、纳呆肢乏、苔白质淡、脉弱或浮大而虚等。

方解：黄芪、党参、白术健脾益气，当归养血通便，升麻助参、芪、术之气，大黄、枳实荡涤实便，火麻仁润肠散结，炙甘草和诸药为使。全方祛邪而不伤正、扶正而不碍邪。若大便硬结不甚，舌质淡者，去大黄加肉苁蓉；若口干、舌质红，虚实夹杂，加生地黄、白芍；若胃脘胀满、嗳气者，加砂仁、苏梗；若腹痛明显，加木香、厚朴；若大便不实、黏滞不畅、里急后重者，加绵茵陈、鸡蛋花、白花蛇舌草。临床上常用于胃肠功能紊乱、结肠炎、直肠炎、老年便秘等病症。

9 养血通络方

方药组成：黄芪 30 g，当归 15 g，桂枝 15 g，白芍 15 g，细辛 3 g，熟地 15 g，杜仲 30 g，牛膝 15 g，白术 10 g，乌梢蛇 30 g，炙甘草 10 g，田七末 5 g（冲）。

功效：补气养血，温经通络。

主治：因血虚气弱、血脉不通畅所致的病症，症见关节疼痛、腰酸背痛、感觉迟钝，肌肉顽痹、肌肤麻木不仁，面色无华、头晕目眩或心悸，舌质淡白、苔白腻，脉浮大中空等症状。

方解：黄芪、白术补气健脾，当归、熟地补血养血，白芍养血和营而通血痹；桂枝散风寒而温经通痹，与黄芪配伍，益气温阳，和血通经，与白芍合用，调营卫、和表里；细辛、乌梢蛇温经通络；杜仲、牛膝强筋壮骨；田七活血祛瘀。全方具养血通络之功。对气血虚衰所致的风寒湿痹疗效佳。若关节痛呈游走性，可加防风、独活；若局部锥刺痛甚，加制川乌、制草乌；若瘀血明显者，可加桃仁、红花；若腰痛严重者，加巴戟、狗脊；若以上肢疼为主，加羌活；若以下肢疼为主，加独活；若湿重者，可加薏苡仁、桑枝。临床上常用于老年性关节病、骨质疏松、类风湿性关节炎、骨性关节病等病症。

10 解暑除湿方

方药组成：香薷 15 g，金银花 15 g，连翘 15 g，滑石 30 g（包煎），藿香 15 g，厚朴 10 g，薏苡仁 30 g，黄芩 15 g，茵陈 30 g，陈皮 10 g，甘草 6 g。

功效：解暑清热，行气除湿。

主治：夏季暑湿并重之症，表现为发热恶风、头身重痛或咽痛咳嗽、腹胀痞满、舌苔黄厚腻、舌质淡红、脉浮数等症。

方解：香薷有“夏月麻黄”之称，解暑散邪；金银花、连翘清热解毒；黄芩、滑石、薏苡仁清热利湿；陈皮、厚朴行气宽胀；茵陈祛湿退黄；甘草和中祛湿。若口渴欲饮，可加石膏；若汗出表虚者，加黄芪；若大便秘结者，加大黄；若咳嗽咯痰者，加杏仁、浙贝母、蒌仁。临床上常用于暑湿感冒。

陈镜合教授常用方临床疗效好，体现了中医简、便、廉、验的特点。

www.ingramcontent.com/pod-product-compliance
Lightning Source LLC
Chambersburg PA
CBHW041754220926
51847CB00014B/197
* 9 7 8 7 5 3 6 1 7 1 9 7 8 *